NutritionCare
ニュートリションケア 2023年 冬季増刊

JN111426

イラストで楽しくまなぶ

転ばぬ先の 生化学

編著 **北島 幸枝** 東京医療保健大学医療保健学部医療栄養学科准教授

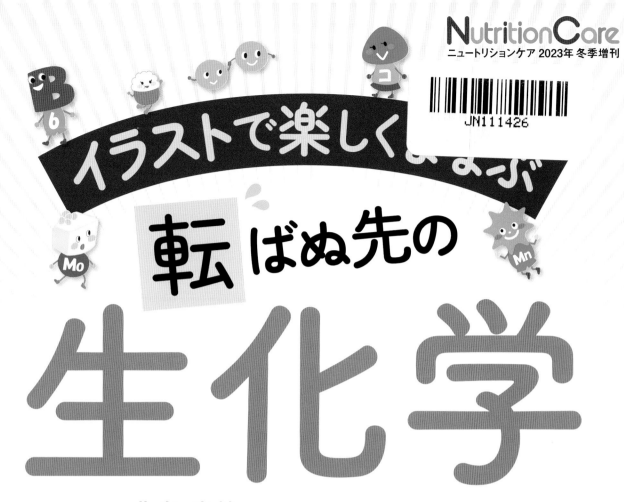

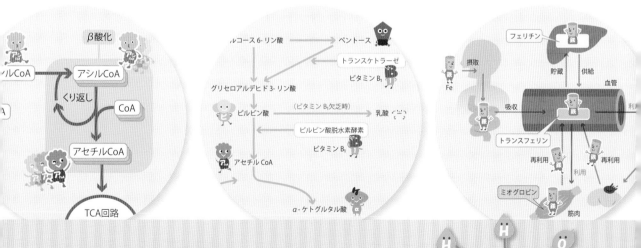

栄養治療に役立つ！
栄養素のはたらきがわかる！

メディカ出版

編集にあたって

　「栄養」とは、「食べる」ことによって体内に取り入れたものが、消化、吸収され、代謝を受けてエネルギーとなったり、身体の構成成分につくり変えられたりする一連の流れをさします。栄養の素となる「栄養素」は、エネルギー源となるたんぱく質や脂質、炭水化物の3大栄養素をはじめとして多種類ありますが、それぞれの栄養素はヒトの生命維持に重要な役割を担っています。さまざまな疾患の栄養管理では、栄養素のはたらきとともに栄養素間のコラボレーションを理解しておくことが重要です。「生化学はむずかしい」と避けがちな管理栄養士・栄養士ですが、生化学は栄養学の基本です。本書は、生化学のエキスパートから栄養素のはたらきをわかりやすく解説していただきます。

　今回、あらためて基本に戻り学びを深めることで、新たな気づきがかならず得られます。皆様にとって現時点の臨床および給食現場、そして患者教育を見直し、よりよい治療の実践を再考する機会となることを願います。

2023年11月

東京医療保健大学医療保健学部医療栄養学科准教授
北島幸枝

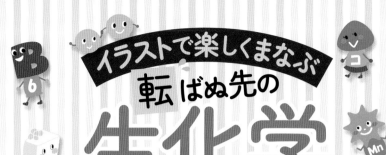
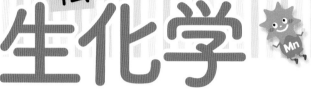

編 集・執筆者一覧

編 集

きたじま・ゆきえ
北島 幸枝　東京医療保健大学医療保健学部医療栄養学科准教授

執 筆 者 (50音順)

あらい・ひでかず 新井 英一	静岡県立大学食品栄養科学部栄養生命科学科教授	第1章1・ 第3章3・4
いいじま・しょうへい 飯島 正平	大阪国際がんセンター 栄養腫瘍科・消化器外科・緩和ケアセンター	第2章1・ 第3章7・8
いとう・みきこ 伊藤 美紀子	兵庫県立大学環境人間学部食環境栄養課程教授	第4章10・11
かわかみ・ゆか 川上 由香	静岡県立大学食品栄養科学部栄養生命科学科助教	第1章1・ 第3章3・4
きたじま・ゆきえ 北島 幸枝	東京医療保健大学医療保健学部医療栄養学科准教授	第4章3・4・5・6
くわはら・しょうじ 桑原 頌治	滋賀県立大学人間文化学部生活栄養学科准教授	第4章1
さくま・まさえ 佐久間 理英	福岡女子大学国際文理学部食・健康学科准教授	第4章7・8・9
しょうじ・てつお 庄司 哲雄	大阪公立大学大学院医学研究科血管病態制御学研究教授	第1章2・ 第2章2
せべ・まゆ 瀬部 真由	川崎医療福祉大学医療技術学部臨床栄養学科助教	第5章1・2
たが・まさき 多賀 昌樹	学校法人和洋学園和洋女子大学家政学部健康栄養学科 准教授	第3章6・9・10
たけまさ・むつこ 武政 睦子	川崎医療福祉大学医療技術学部臨床栄養学科教授	第5章1・2
たつみ・さわこ 辰巳 佐和子	滋賀県立大学人間文化学部生活栄養学科教授	第3章5・ 第4章1・2
たなか・さらさ 田中 更沙	兵庫県立大学環境人間学部食環境栄養課程助教	第4章10・11
にしおか・しんた 西岡 心大	一般社団法人是真会長崎リハビリテーション病院 法人本部教育研修部副部長・栄養管理室室長	第1章3・ 第3章1・2
ますだ・まさし 増田 真志	徳島大学大学院医歯薬学研究部臨床食管理学分野講師	第4章12・13・14
まつおか・みお 松岡 美緒	大阪国際がんセンター栄養腫瘍科・栄養管理室	第2章1・ 第3章7・8
やすざわ・としのり 安澤 俊紀	滋賀県立大学人間文化学部生活栄養学科講師	第3章5
よしの・けんじ 芳野 憲司	東海学園大学健康栄養学部管理栄養学科准教授	第2章3・4

本書で使用しているおもな略語一覧

AAA	aromatic amino acid　芳香族アミノ酸
ACC	acetyl-CoA carboxylase　アセチル CoA カルボキシラーゼ
ACP	acyl carrier protein　アシルキャリヤーたんぱく質
ADP	adenosine diphosphate　アデノシン二リン酸
ALP	alkaline phosphatase　アルカリホスファターゼ
ALT	alanine transaminase　アラニンアミノ基転移酵素（トランスフェラーゼ）
AMA	American Medical Association　米国医師会
AMP	adenosine monophosphate　アデノシン一リン酸
AST	aspartate aminotransferase　アスパラギン酸アミノ基転移酵素（トランスフェラーゼ）
ATP	adenosine triphosphate　アデノシン三リン酸
BCAA	branched chain amino acids　分岐鎖アミノ酸
BCKDH	branched-chain α-keto acid dehydrogenase　分岐鎖 α-ケト酸脱水素酵素
CoA	coenzymes A　補酵素 A
COX	cytochrome c oxidase　シトクロム C オキシダーゼ
DBH	dopamine β-hydroxylase　ドーパミン β-ヒドロキシラーゼ
DHA	docosahexaenoic acid　ドコサヘキサエン酸
DIO	iodothy-ronine deidinase　ヨードチロニン脱ヨウ素酵素
DNA	deoxyribonucleic acid　デオキシリボ核酸
EPA	eicosapentaenoic acid　エイコサペンタエン酸
FDA	food and drug administration　米国食品医薬品局
FGF23	fibroblast growth factor 23　線維芽細胞増殖因子 23
GPx	glutathione peroxidase　グルタチオンペルオキシダーゼ

GTP	guanosine triphosphate　グアノシン三リン酸
HMG-CoA	β-Hydroxy β-methylglutaryl-CoA　ヒドロキシメチルグルタリル CoA
LDL-C	low density lipoprotein cholesterol　LDL コレステロール
MCC	methylcrotonyl-CoA carboxylase　メチルクロトニル CoA カルボキシラーゼ
MUFA	monounsaturated fatty acid　一価不飽和脂肪酸
NAD	nicotinamide adenine dinucleotide　ニコチンアミドアデニンジヌクレオチド
PC	pyruvate carboxylase　ピルビン酸カルボキシラーゼ
PCC	Propionyl-CoA carboxylase　プロピオニル CoA カルボキシラーゼ
PTH	parathyroid hormone　副甲状腺ホルモン
PUFA	polyunsaturated fatty acid　多価不飽和脂肪酸
QOL	quality of life　生活の質
RNA	ribonucleic acid　リボ核酸
SFA	saturated fatty acid　飽和脂肪酸
SOD	super oxide dismutase　スーパーオキシドジスムターゼ
TTR	transthyretin　トランスサイレチン
UFA	unsaturated fatty acid　不飽和脂肪酸
WHO	World Health Organization　世界保健機関

第 1 章

3大栄養素
（エネルギー産生栄養素）

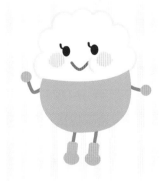

1 たんぱく質

静岡県立大学食品栄養科学部栄養生命科学科教授 **新井英一** あらい・ひでかず
静岡県立大学食品栄養科学部栄養生命科学科助教 **川上由香** かわかみ・ゆか

たんぱく質の特徴

たんぱく質とは

たんぱく質は20種類のアミノ酸から構成され、炭水化物、脂質とともにエネルギー産生栄養素の一つです（1gあたり4kcal）。アミノ酸は、「アミノ基（-NH$_2$）」と「カルボキシ基（-COOH）」を有する化合物です。あるアミノ酸のアミノ基と、別のアミノ酸のカルボキシ基の脱水縮合反応により、「ペプチド結合（-NH-CO-）」を生じ、このペプチド結合を複数有してできたものがたんぱく質です。炭素または水素で構成されている炭水化物や脂質と異なり、たんぱく質は炭素、水素以外に約16%の窒素を含むことが大きな特徴です。また、たんぱく質は、加熱や凍結、酸塩基などにより変性する特徴を有し、その変化がたんぱく質の性質に影響をおよぼすことが知られています。

アミノ酸には、体内で合成できるアミノ酸（非必須アミノ酸）と体内で合成できないアミノ酸（必須アミノ酸）が存在します。必須アミノ酸は、バリン、ロイシン、イソロイシン、トリプトファン、フェニルアラニン、トレオニン（スレオニン）、メチオニン、リシン（リジン）、ヒスチジンの9種類あります。体内でたんぱく質の合成を行うとき、すべてのアミノ酸がそろうことで、効率よく合成されることから、必須アミノ酸を十分に含んだ食品（たんぱく質源）を摂取する必要があります。

たんぱく質摂取の推定平均必要量・推奨量・目安量・目標量

「日本人の食事摂取基準（2020年版）」[1]におけるたんぱく質摂取量は、たんぱく質の不足により生じるさまざまな症状を回避することを目的として、指標に推定平均必要量、推奨量を設定しています。ただし、乳児は必要量を算出するのがむずかしいため、目安量を設定しています。基準値は窒素出納の試験により、消化率や個人差変動を加味して、推奨量を算出しています（18歳以上男性60〜65g/日、女性50〜55g/日）。一方、たんぱく質の過剰摂取により生じる健康障害を示すエビデンスが不足して

いるため、耐容上限量の設定は見送られています。そのため、ある一定の栄養状態を維持するのに十分な量として目標量が設定されており、18歳以上の男女において総エネルギーに対して13〜20%と設定されています（フレイル予防の観点から、加齢に伴い下限値の比率を段階的に増やしています）。

慢性腎臓病患者は、たんぱく質の過剰摂取により、糸球体機能の悪化が報告されているため、食事療法の中心にたんぱく質の摂取制限が推奨されています。「慢性腎臓病に対する食事療法基準2014年版」[2] では、腎臓病のステージ（病期）に応じて、たんぱく質摂取基準が設定されており、ステージ1〜2は過剰な摂取を避けるとされています。ステージ3aは0.8〜1.0g/kgBW/日、ステージ3b〜5は0.6〜0.8g/kgBW/日と厳しい制限が設定されています。また、透析患者は種々の要因により、たんぱく質・エネルギー栄養障害を併発することから、0.9〜1.2g/kgBW/日と設定されています。

一方、低栄養患者、周術期治療を受けている患者および外傷のある成人のたんぱく質摂取量は、症状の重症度により大きく異なりますが、現体重にストレス（侵襲）係数を乗じて算出することや、目標値として1.0〜2.0g/kgBW/日と設定されることもあります。重要なことは、たんぱく質は筋たんぱく質の減少を予防するのに不可欠な栄養素であるため、十分なエネルギーの補給とあわせてたんぱく質摂取量を決める必要があります。

コラム 栄養素の マメ 知識
アミノ酸の分類

たんぱく質を構成するアミノ酸は、一般構造式における側鎖部分の性質の違いによって、分類されます。pH7で電気的に中性を示す「中性アミノ酸」、電気的に負に荷電する「酸性アミノ酸」、正に荷電する「塩基性アミノ酸」に分類されます。また、側鎖部分が枝分かれ構造を有する「分岐鎖アミノ酸」、ベンゼン環をもつ「芳香族アミノ酸」、硫黄原子を有する「含硫アミノ酸」などがあります。さらに、アミノ酸からグルコースをつくりだすことができる「糖原性アミノ酸」、脂肪酸やケトン体となる「ケト原性アミノ酸」に分類されます。

たんぱく質を多く含む食品

　　たんぱく質は動物性食品および植物性食品ともに含まれています。たんぱく質の含有量が多く、アミノ酸バランスが高いものに、肉類、魚介類、卵類、乳製品および豆類などがあげられます。また、ご飯やパンなどの穀類、アスパラガスやブロッコリーなどの野菜、きのこ類にも含まれています。

たんぱく質の代謝と体内での役割

たんぱく質・アミノ酸のはたらき

　　生体におけるたんぱく質は、コラーゲンやアクチンなどの人体の構造にかかわるもの、ペプシン、インスリン、免疫グロブリンなどの細胞内外の生理作用を調節する酵素やホルモン、生体防御因子など、生命維持に欠かすことができません。生体で合成されたたんぱく質は、役目を終えると分解を受けるため、再度合成するために、その基質であるアミノ酸（たんぱく質）を毎日摂取する必要があります。

　　摂取したたんぱく質は、胃内でペプシンにより、小腸内で膵液中に含まれるトリプシン、キモトリプシンおよび種々のペプチダーゼにより加水分解され、アミノ酸、ジペプチドまたはトリペプチドの形態となり、小腸粘膜上皮細胞より吸収され、門脈を通じて各組織に運ばれ、生体のたんぱく質の合成に利用されます。血液中を流れるアミノ酸には、摂取したアミノ酸だけでなく、体たんぱく質の分解によって生じたアミ

コラム　栄養素のマメ知識
窒素平衡

　　体たんぱく質は合成と分解をくり返し、アミノ酸のアミノ基が分解されると窒素が放出され、生じた窒素は、尿素やアンモニアとして代謝、排泄されます。そのため、毎日適切な量のたんぱく質を摂取している状況では、体内の窒素バランス（窒素出納）が平衡に達しています（窒素平衡）。摂取した窒素量よりも排泄した窒素量が少ない場合を窒素出納が正であることをさし（成長期や病後の回復期など）、排泄量が摂取量を上回った場合を窒素出納が負であることをさします（飢餓、受傷時など）。

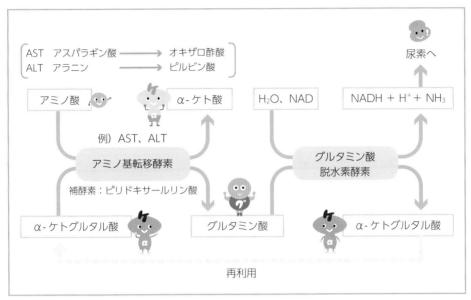

図1 α-ケトグルタル酸の再利用およびグルタミン酸からのアミノ酸の遊離

図中:

AST　アスパラギン酸　——→　オキザロ酢酸
ALT　アラニン　——→　ピルビン酸

アミノ酸　→　α-ケト酸

例）AST、ALT

アミノ基転移酵素

補酵素：ピリドキサールリン酸

α-ケトグルタル酸　グルタミン酸

H_2O、NAD　　$NADH + H^+ + NH_3$　尿素へ

グルタミン酸脱水素酵素

α-ケトグルタル酸

再利用

ノ酸もあり、これらをあわせて「遊離アミノ酸」といい、アミノ酸プールとして蓄えられています。たんぱく質合成に利用されないアミノ酸や、飢餓などで糖質をエネルギー源として利用できない場合、アミノ酸はエネルギー源として利用されます。

アミノ酸の代謝

　アミノ酸の代謝において、アミノ酸の種類ごとにそれぞれ異なるアミノ基転移酵素（トランスアミナーゼ）が存在します。代表的な酵素に、肝機能検査として使用されているアスパラギン酸アミノトランスフェラーゼ（AST）やアラニンアミノトランスフェラーゼ（ALT）があります。ほとんどのアミノ酸はトランスアミナーゼの作用を受けて、α-ケトグルタル酸にアミノ基を渡すと、アミノ酸はα-ケト酸となり、α-ケトグルタル酸はグルタミン酸になります（**図1**）。グルタミン酸はグルタミン酸脱水素酵素の作用を受けて、そのアミノ基をアンモニア（NH_3）として遊離させるとともに、α-ケトグルタル酸を生じ、再利用されます。また、毒性の強いアンモニアは肝臓の尿素回路にて無毒な尿素へと変えられます。

　尿素回路は4つの代謝中間体で構成され、アルギニン以外の3つのアミノ酸は、たんぱく質の合成原料とはならないアミノ酸です（**図2**）。尿素の合成に必要な5つの酵

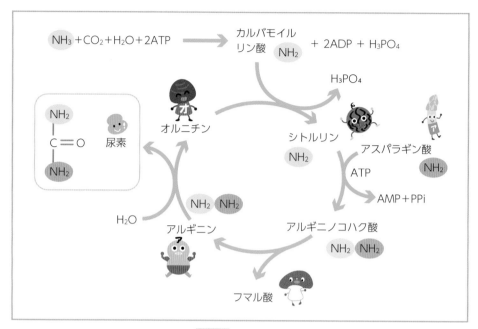

図2 尿素回路

素のうち、カルバモイルリン酸を生成する酵素と、オルニチンをシトルリンにする酵素は、肝細胞のミトコンドリアに存在し、ほかの3つの酵素は細胞質に存在します。生成された尿素は尿中へ排泄されます。肝硬変など重症度の高い肝障害においては尿素生成が行われないため、アンモニアが体内に蓄積し、高アンモニア血症になり、肝性脳症をひき起こします。

過剰・不足時の問題

過剰時の問題

　たんぱく質の過剰摂取により生じた健康障害に対して、十分な研究報告はありません。一方、腎機能の悪化に伴い、食事療法の一つとしてたんぱく質摂取の制限を行うことで、糸球体機能の低下を防ぐことが報告されており、たんぱく質が腎臓に影響をおよぼすことが推察されます[2]。また、たんぱく質を含む食材の多くはリンを含有しています。リンは生体においてエネルギーや細胞骨格を形成するために必要な栄養素

ですが、過剰摂取による高リン血症が血管内皮細胞の機能障害、骨への悪影響が報告されているため注意が必要です[2]。

不足時の問題

長期にわたるたんぱく質摂取不足により、低栄養に陥り、クワシオルコルという病態を呈することが報告されています[3]。前述のとおり、たんぱく質は生体においてさまざまな機能を有しており、不足すると成長障害や免疫機能の低下などが起こります。近年、高齢者のたんぱく質不足も問題視されており、低栄養になることで、傷が治りにくくなったり、筋肉が減少、萎縮するといった症状を起こし、フレイルやサルコペニアに直接影響するため、注意が必要です。

引用・参考文献

1) 厚生労働省.「日本人の食事摂取基準（2020年版）」策定検討会報告書.（https://www.mhlw.go.jp/stf/newpage_08517.html, 2023年10月閲覧）.
2) 日本腎臓学会編. 慢性腎臓病に対する食事療法基準2014年版. 東京, 東京医学社, 2014, 48p.
3) 日本病態栄養学会編. 認定NSTガイドブック2023. 改訂第6版. 東京, 南江堂, 2023, 356p.

コラム 栄養素のマメ知識

イオウのはたらき

イオウ（硫黄）は、含硫アミノ酸（システイン、メチオニン）の構成成分だけでなく、ビタミンB₁やビオチン、パントテン酸などのビタミンB群の構成成分でもあります。また、イオウは胆汁の成分や、軟骨、毛髪、爪などにある「ケラチン」の構成成分として組織を丈夫に保つために欠かせない栄養素です。不足すると毛髪や爪が弱くなったり、関節炎、皮膚炎などをひき起こします。動物性たんぱく質に多く含まれていることから、適切なたんぱく質摂取であれば症状は起こりませんが、厳しいベジタリアンの場合は不足を生じやすいです。

2 脂質

大阪公立大学大学院医学研究科血管病態制御学研究教授　庄司哲雄　しょうじ・てつお

脂質の特徴

脂質とは

　「脂質」というのは水に不溶性で有機溶媒に溶解する化合物の総称です。したがって、脂質には多数の化合物が含まれています。栄養に関するおもな脂質には、脂肪酸、トリグリセリド（中性脂肪ともよばれる）、リン脂質、コレステロール、脂溶性ビタミンなどが含まれていますが、コレステロールや脂溶性ビタミンはエネルギーとして利用されないため、別に取り扱われることもあります（**図**）。

　脂質に関して栄養学的に重要な点は、①脂質（脂肪酸）は重要なエネルギー源となる、②脂質の一部は自分では合成できない必須栄養素（必須脂肪酸）である、③コレステロール、多価不飽和脂肪酸、トランス型脂肪酸などは動脈硬化などの疾患に関係する、などです。したがって、脂質の適切な摂取量とともに脂質の種類の適切な割合が重要です。

　脂肪酸は炭化水素鎖中に存在する二重結合（不飽和結合）の数により、飽和脂肪酸、一価不飽和脂肪酸、多価不飽和脂肪酸に分類されます。多価不飽和脂肪酸は不飽和結合の位置によってn-3系（メチル基末端から3番目）とn-6系（メチル基末端から6番目）の脂肪酸にさらに区別されます。n-3系脂肪酸にはエイコサペンタエン酸（EPA）、ドコサヘキサエン酸（DHA）、α-リノレン酸が含まれ、n-6系脂肪酸にはリノール酸、γ-リノレン酸、アラキドン酸などが含まれます。また、不飽和脂肪酸には幾何異性体であるシス型脂肪酸とトランス型脂肪酸が区別され、天然のものは大部分がシス型脂肪酸です。

　トリグリセリドはグリセロール骨格の3つの水酸基に脂肪酸のカルボキシ基がエステル結合したかたちの化合物です。リン脂質はグリセロールに脂肪酸を2つ結合し、もう1つの水酸基にリン酸を介して窒素（N）を含むアルコールをエステル結合したかたちをしています。コレステロールには1つの水酸基があり（遊離型、あるいは非

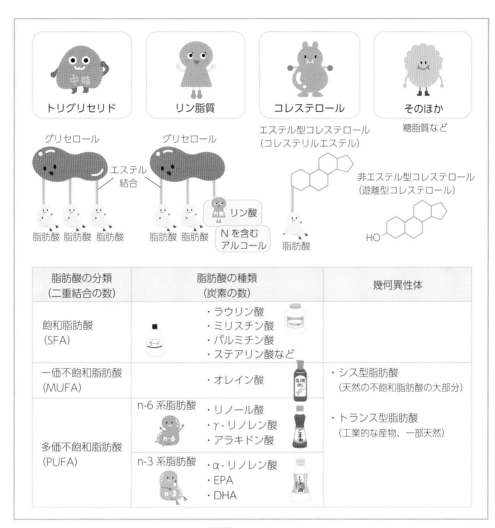

トリグリセリド　　リン脂質　　コレステロール　　そのほか

グリセロール　　グリセロール

エステル結合

脂肪酸　脂肪酸　脂肪酸　　脂肪酸　脂肪酸　リン酸　Nを含むアルコール

エステル型コレステロール（コレステリルエステル）

糖脂質など

非エステル型コレステロール（遊離型コレステロール）

脂肪酸　HO

脂肪酸の分類 （二重結合の数）	脂肪酸の種類 （炭素の数）		幾何異性体
飽和脂肪酸 （SFA）		・ラウリン酸 ・ミリスチン酸 ・パルミチン酸 ・ステアリン酸など	
一価不飽和脂肪酸 （MUFA）		・オレイン酸	・シス型脂肪酸 （天然の不飽和脂肪酸の大部分） ・トランス型脂肪酸 （工業的な産物、一部天然）
多価不飽和脂肪酸 （PUFA）	n-6 系脂肪酸	・リノール酸 ・γ-リノレン酸 ・アラキドン酸	
	n-3 系脂肪酸	・α-リノレン酸 ・EPA ・DHA	

図　脂質の種類

エステル型コレステロール）、そこに脂肪酸がエステル結合したエステル型コレステロール（コレステリルエステル）が区別されます。血液中のコレステロールの約7割はエステル型です。

脂質摂取の基準値

　脂質全体および脂質の成分による摂取量の基準値を表1[1~3]に示します。基準値は「日本人の食事摂取基準（2020年版）」策定検討会報告書[1]に基づき、一部は日本動脈硬化学会「動脈硬化性疾患予防ガイドライン2022年版」[2]と世界保健機関（WHO）の

表1 成人における脂質の種類と摂取量

脂質	目安	備考
総脂質（脂肪酸）	男女とも 20 ～ 30％エネルギー	
飽和脂肪酸	男女とも 7％エネルギー以下	
n-6 系脂肪酸	男性 8 ～ 11g/ 日、女性 7 ～ 8g/ 日	
n-3 系脂肪酸	男性 2.0 ～ 2.2g/ 日、女性 1.6 ～ 2.0g/ 日	
一価不飽和脂肪酸	設定なし	
トランス脂肪酸	1％エネルギー未満	WHO による[3]
食事性コレステロール	高 LDL-C 血症患者では 200mg/ 日未満	日本動脈硬化学会による[2]

目標量下限と上限は「日本人の食事摂取基準（2020 年版）」策定検討会報告書[1] に基づく。記載がない
場合にはほかの推奨事項を記載し、備考にそのむねを記載した。年齢別および小児、妊婦などの目安量の
詳細は原資料を参照のこと。

見解[3] を参考にしました。脂質はエネルギー源となる栄養素であるため、脂質の摂取
基準は総エネルギー摂取量に占める割合（エネルギー比率、％エネルギー）で表示さ
れることが多く、一部の脂質については絶対量（g/ 日）で示されます。

脂質の代謝と体内での役割

脂肪酸は総炭素数が 4 ～ 36 の炭化水素鎖からなり、末端にカルボキシ基を有しま

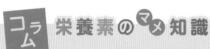

コレステロールの合成と吸収

　生体内では、おもに肝臓でアセチル CoA から多段階の反応を経てコレステロールが合成
されます。一連の反応の律速段階は HMG-CoA 還元酵素が司っており、ここを阻害する薬
剤が高コレステロール血症の治療に広く用いられるスタチンです。また、小腸にはコレス
テロール吸収のためのトランスポーターが複数同定されており、もっとも重要視されてい
るのが NPC1L1 です。高コレステロール血症治療薬として使用されているエゼチミブは
NPC1L1 を阻害することで、小腸からのコレステロール吸収を約 50％阻害します。

す。脂肪酸はミトコンドリア内で切断されてエネルギー源になります（β酸化）。した
がって、脂肪酸を含むトリグリセリドやそのほかの脂質はエネルギー源として利用さ
れます。リン脂質は細胞膜やリポたんぱく表面の重要な構成要素にもなり、コレステ
ロールは細胞膜、リポたんぱくの構成要素であると同時に、ステロイドホルモンの材
料にもなっていますが、エネルギー源にはなりません。

過剰・不足時の問題

過剰時の問題

　総脂質の摂取過剰はエネルギー摂取過剰につながり得るため、肥満や肥満に基づく
生活習慣病（脂質異常症、高血圧症、糖尿病）のリスクを高めます。Keys の式[4] で
古くから示されているように、飽和脂肪酸やコレステロールの摂取量は高コレステロ
ール血症（高 LDL コレステロール血症）の重要な規定因子であり、過剰摂取により動
脈硬化性疾患リスクを高める可能性があります。トランス型脂肪酸の過剰も同様に動
脈硬化性疾患リスクを高めると考えられています（**表 2**）。

不足時の問題

　総脂質の摂取不足はエネルギー摂取の不足につながるため、痩せを来し健康を害す
る可能性があります。n-3 系脂肪酸や n-6 系脂肪酸は必須脂肪酸であり、欠乏すると皮
膚炎などを来すリスクが高まります（**表 2**）。飽和脂肪酸は必須脂肪酸ではないため、
不足はあまり問題にされません。薬物療法を行っていない人々において低コレステロ

栄養素の マメ 知識

n-3 系脂肪酸と疾患リスクの関連

　EPA のエチル化製剤（イコサペント酸エチル）とプラセボを比較したランダム化比較試
験（REDUCE-IT 試験）では、イコサペント酸エチル群で有意に動脈硬化性疾患リスクが低
下することが示されました。一方、イコサペント酸エチルと DHA のエチル化製剤の合剤と
コーン油を比較したランダム化比較試験（STRENGTH 試験）では、動脈硬化性疾患の発症
に対する効果は認められませんでした。これらの結果は、「n-3 系脂肪酸」としてひとくく
りには取り扱えないことを示しているのかもしれません。

表2 脂質摂取と健康・疾患との関連

欠乏で疾患リスク	必須脂肪酸	・n-3 系脂肪酸 ・n-6 系脂肪酸
過剰で疾患リスク	・脂質総摂取量 ・コレステロール	・多価不飽和脂肪酸 ・トランス型脂肪酸　など

ール血症と脳出血との関連が示唆されており、コレステロールの摂取不足はそのリスクを高める可能性があります。しかし、コレステロールは食事から摂取される量よりも肝臓で生合成される量が多いといわれており、体内では代償機転がはたらきます。コレステロールは必須栄養素とは考えられておらず、コレステロール摂取の下限は設定されていません。

引用・参考文献

1）厚生労働省.「日本人の食事摂取基準（2020 年版）」策定検討会報告書.（https://www.mhlw.go.jp/stf/newpage_08517.html, 2023 年 9 月閲覧）.
2）日本動脈硬化学会. 動脈硬化性疾患予防ガイドライン 2022 年版. 東京, 日本動脈硬化学会, 2022, 210p.
3）Uauy, R. et al. WHO Scientific Update on trans fatty acids : summary and conclusions. Eur. J. Clin. Nutr. 63, 2009, S68-S75.
4）Keys, A. et al. Serum cholesterol response to changes in the diet : IV. Particular saturated fatty acids in the diet. Metabolism. 14（7）, 1965, 776-87.

 コラム 栄養素のマメ知識

Keys の式

$$⊿血清総コレステロール（mg/dL）= 2.7 × ⊿S − 1.35 × ⊿P + 1.5 × ⊿\sqrt{C}$$

⊿S：飽和脂肪酸摂取量の変化量（％エネルギー）

⊿P：多価不飽和脂肪酸摂取量の変化量（％エネルギー）

$⊿\sqrt{C}$：コレステロール摂取量（mg/1,000kcal）の変化量

Keys らは飽和脂肪酸とコレステロールの摂取量が増えると総コレステロールが上昇し、多価不飽和脂肪酸の摂取量が増えると総コレステロールが低下することを示し、栄養学的に重要な歴史的な論文になりました[4]。総コレステロールを低下させるにはコレステロールの制限より飽和脂肪酸を減らすほうがより効果的であることがわかります。

3 炭水化物（糖質）

一般社団法人是真会長崎リハビリテーション病院
法人本部教育研修部副部長・栄養管理室室長　**西岡心大** にしおか・しんた

炭水化物（糖質）の特徴

炭水化物（糖質）とは

炭水化物（carbohydrates）は炭素（C）、水素（H）、酸素（O）からなる化合物で、多くは Cm（H_2O）n の化学式で表されます。一般的に、炭水化物のうちヒトがエネルギー源として利用できるものを糖質、そうでないものを食物繊維とよんでいます。「日本人の食事摂取基準（2020年版）」においては、ヒトの消化酵素で消化できる易消化性炭水化物を糖質、それ以外の難消化性炭水化物を食物繊維と区別しています（**図1**）[1]。糖質のもっとも単純なかたちが単糖で、そのうち炭素が6つ含まれるグルコース、フルクトース、ガラクトースなどが六炭糖（ヘキソース）です。単糖類が2つ結合したものは二糖類、3～9つ結合したものはオリゴ糖（二糖類を含む場合もある）、10以上結合したものは多糖類とよばれます[1]。糖質は主要なエネルギー供給源であり、4kcal/gのエネルギーを有しています。そのほか、糖たんぱく質の構成、脂肪酸の合成に必要なニコチンアミドアデニンジヌクレオチドリン酸（NADPH）の合成などの機能を有しています。

炭水化物（糖質）摂取の上限値・下限値

前述のように糖質のもっとも重要な栄養学的役割は、さまざまな組織にエネルギーを供給することです[1]。とくに、脳は糖質の約70%を消費しています[2]。しかし、食事を摂取していない間にも、ヒトは必要に応じて肝臓、筋、脂肪組織などから糖新生を行っているのです。このため、食事からどのぐらいの炭水化物を摂取すればよいかは不明確であり、必要量を算出することは実際には困難だと考えられます[1]。

このような背景から、「日本人の食事摂取基準（2020年版）」においては、たんぱく質および脂質エネルギー比率（%）を100%から差し引いた値を、望ましい炭水化物エネルギー比としています。炭水化物エネルギー比が高すぎると、精製度の高い穀類などを中心とした、微量栄養素に乏しい食事をまねく可能性が高まるおそれがありま

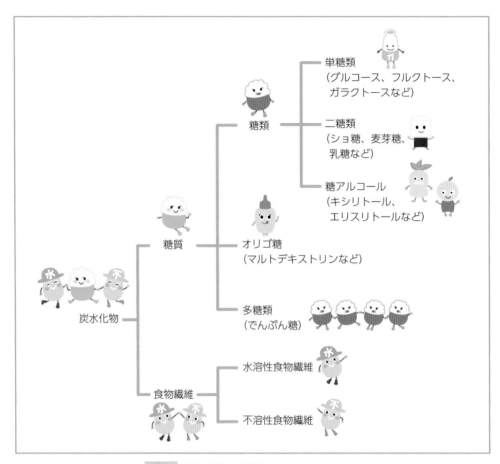

図1 炭水化物の分類 （文献1を参考に作成）

す。このため、上限値については、たんぱく質エネルギー比および脂質エネルギー比の下限値（13％および20％）を100％から差し引いた値よりもやや低い65％が推奨されています。一方、下限値はたんぱく質エネルギー比と脂質エネルギー比の上限値（20％および30％）を100％からそれぞれを差し引いた50％が目安となっています[1]。

炭水化物エネルギー比が重要となる疾患の一つが糖尿病です。以前は診療ガイドラインで望ましい炭水化物エネルギー比が提示されていましたが、『糖尿病診療ガイドライン2019』においては、エビデンスが不十分であるため、適切な範囲は示されなくなりました。代わりに、個々の嗜好や食文化にあわせて柔軟に適応することが求められています[3]。

炭水化物（糖質）を多く含む食品

一般的に、ヒトは主食となる穀類を通じて炭水化物（おもにでんぷん）を摂取しています。小麦、ライ麦、大麦、オート（燕麦）、とうもろこし、米、もろこし、きびが世界における主要な炭水化物供給源です[4]。また、じゃがいも、さつまいも、かぼちゃなどのいも類や野菜類、くだものも炭水化物を多く含んでいます。

炭水化物（糖質）の代謝と体内での役割

でんぷんの消化・吸収・代謝

糖質代謝の中心的役割を担うグルコースおよび、その重合体の消化・吸収・代謝について示します（**図2**）。糖質は消化管内で単糖類にまで分解されないと、吸収することができません。グルコースの重合体であるでんぷんは、まず唾液中の α-アミラーゼ（プチアリン）により消化を受けます。この酵素の至適 pH は 6.7 であるため、酸性下の胃内では作用が失われます。食物が胃から十二指腸に排出されると、膵液中の α-アミラーゼによりさらなる消化を受け、グルコースが2分子結合したマルトース、3分子結合したマルトトリオースなどに分解されます。これらは小腸粘膜上皮細胞の表面に存在するグルコアミラーゼなどのオリゴ糖分解酵素によって膜消化を受けてグルコースにまで分解され、ようやく吸収されるのです[2]。

グルコースの消化・吸収・代謝

グルコースはナトリウム-グルコース共輸送体1（SGLT1）を介して小腸上皮細胞内で吸収され、血管内に流入します。さらに門脈を経て glucose transporter type 2（GLUT2）を通じて肝細胞内に取り込まれます[4]。なお、同じ単糖類のガラクトースもグルコースと同じく SGLT により吸収されます[4]。

肝細胞内では、グルコキナーゼの作用によりグルコースがグルコース-6-リン酸（G-6-P）へと転換されます。G-6-P の代謝は、①解糖系、②グリコーゲン合成、③ペントースリン酸回路のいずれかの経路により行われます[2]。①に関しては、まず細胞質基質において G-6-P が解糖系に組み入れられ、フルクトース-6-リン酸など複数の中間代謝物を経てピルビン酸が生成されます。これにより、アデノシン三リン酸（ATP）2分子を消費し、1分子のグルコースから2分子のピルビン酸が合成され、ATP 4分子、ニコチンアミドアデニンジヌクレオチド（NADH）2分子が生成されます。酸素

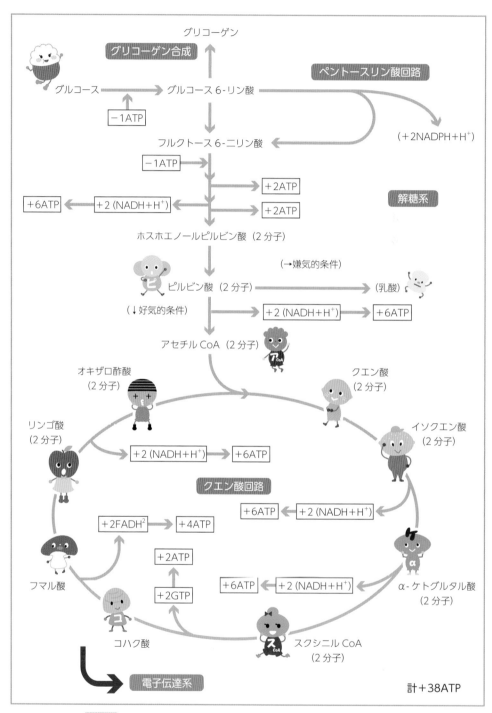

図2 グルコースの代謝とアデノシン三リン酸（ATP）の産生

が存在している好気的条件下では、ピルビン酸は脱炭酸によりアセチルCoAへと変換されてNADH 2分子を生成し、ミトコンドリアにおいてクエン酸回路に組み込まれます。クエン酸回路ではさまざまな酵素の媒介により種々の中間代謝物が生じ、NADH + H^2 6分子、フラビンアデニンジヌクレオチド（FADH2）2分子、グアノシン三リン酸（GTP）2分子（ATP 2分子を生成）が生じます。

ここまでで合成されたNADH 10分子とFADH^2 2分子は、ミトコンドリア内膜上で進行する電子伝達系により、ATPを各30分子と4分子生成します。つまり、グルコース1分子で合計38分子のATPが産生されることになります[5]。一方、酸素が存在しない嫌気的環境では、ATPの産生は解糖系による2分子のみにとどまり、ピルビン酸からは多くの乳酸が生成されます。ショックなどの組織灌流障害で血中乳酸値が上昇するのはこのためです。

過剰・不足時の問題

過剰時の問題

炭水化物の過剰摂取による栄養学的問題は、2型糖尿病を除き明らかとなっていません[1]。しかし、前述のように炭水化物エネルギー比の高い食事は、結果的に単糖類・二糖類の過剰摂取やビタミン・ミネラルの摂取不足に陥るリスクがあります。実際、世界保健機関（WHO）は、食事に付加する遊離糖類（free sugar）が肥満やう歯のリスクを増大させることから、小児、成人の双方において摂取量を減らすこと（総エネルギー摂取量の10％未満）を推奨しています[6]。

不足時の問題

過剰摂取と同様、炭水化物の摂取不足による害は明らかではありません[1]。ある前向きコホート研究のメタ解析によると、炭水化物エネルギー比が50〜55％の対象者がもっとも死亡リスクが低く、50％未満の場合は容量依存的に総死亡率が上昇しました[7]。また、食物繊維を多く含む未精製の穀類の摂取は、非感染性疾患のリスクを低減させることも報告されています[8]。このことから、炭水化物量の多寡よりも、中身（質）の違いのほうが、健康に対する影響が大きいと考えられます。

引用・参考文献

1）厚生労働省.「日本人の食事摂取基準（2020 年版）」策定検討会報告書.（https://www.mhlw.go.jp/stf/newpage_08517.html, 2023 年 9 月閲覧）.
2）清野裕.“糖質代謝”.医師, 管理栄養士のための栄養代謝テキスト. 山下亀次郎ほか編. 東京, 文光堂, 1997, 1-20.
3）日本糖尿病学会編・著. 糖尿病診療ガイドライン 2019. 東京, 南江堂, 2019, 446p.
4）Keim, NL. et al. "Carbohydrates". Modern Nutrition in Health and Disease. 11th ed. Ross, CA. et al., ed. Baltimore, Wolters Kluwer Health, Lippincott Williams & Wilkins, 2013, 36-57.
5）武田英二.“エネルギー代謝”. 前掲書 3）. 63-73.
6）World Health Organization. Guideline : Sugars intake for adults and children.（https://www.who.int/publications/i/item/9789241549028, 2023 年 9 月閲覧）.
7）Seidelmann, SB. et al. Dietary carbohydrate intake and mortality : A prospective cohort study and meta-analysis. Lancet Public Health. 3（9）, 2018, e419-28.
8）Reynolds, A. et al. Carbohydrate quality and human health : A series of systematic reviews and meta-analyses. Lancet. 393（10170）, 2019, 434-45.

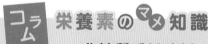

非糖質系甘味料に関する WHO の勧告

　糖類は体重増加や血糖値上昇のリスクがあるため、エネルギーの少ない代替甘味料が菓子類や清涼飲料水にしばしば使われます。ところが、代替甘味料のうち非糖質系甘味料（NSS）に関して、2023 年 5 月に WHO が「体重管理や非感染性疾患のために NSS を用いないこと」を推奨するガイドラインを発表しました[6]。小児・成人双方において長期的な減量効果を認めず、2 型糖尿病や心血管疾患などではかえってリスクが増大するおそれがあることが理由です。今後、肥満症や糖尿病の栄養食事指導時に、これらを含む製品を患者におすすめすることには注意が必要かもしれません。なお、代替甘味料のうち糖質系である糖アルコール（キシリトール、エリスリトールなど）については本ガイドラインの対象外となっています。

第 2 章

脂溶性ビタミン

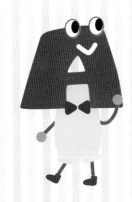

1 ビタミンA

大阪国際がんセンター栄養腫瘍科・栄養管理室　**松岡美緒** まつおか・みお

大阪国際がんセンター栄養腫瘍科・消化器外科・緩和ケアセンター　**飯島正平** いいじま・しょうへい

ビタミンAの特徴

ビタミンAとは

　ビタミンAは単一の化合物ではなく、複数の化合物の総称です（**図**）。それぞれ、ビタミンAとしての活性に差があるため、生体内での活性を考える場合は、レチノール活性当量（RAE）という単位で示されています。計算式をみると、量的に多くて活性にも関与するレチノールがレチノール活性当量に大きく影響し、ほかのカロテンやカロテノイドの関与は少ないことがわかります（**表1注釈**）。臨床現場では、活性当量まで計算する栄養管理を担うことはほとんどありません。構造的には、炭素鎖末端構造の違いから、アルコール型（CH_2OH）のレチノール、アルデヒド型（CHO）のレチナール、カルボキシル基型（COOH）のレチノイン酸に分類されます。レチナールとレチノイン酸はレチノールから誘導されます。しかし、ビタミンA活性の点では、レチノールのみがすべての活性を有している一方で、誘導体のレチナールとレチノイン酸は部分的な作用のみに留まっています。

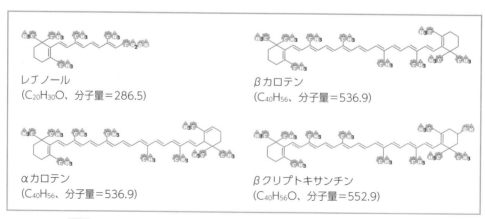

レチノール
（$C_{20}H_{30}O$、分子量＝286.5）

βカロテン
（$C_{40}H_{56}$、分子量＝536.9）

αカロテン
（$C_{40}H_{56}$、分子量＝536.9）

βクリプトキサンチン
（$C_{40}H_{56}O$、分子量＝552.9）

図 ビタミンAの主成分とレチノール活性当量計算に必要な化合物

ビタミン A 摂取の推定平均必要量・推奨量・目安量・耐容上限量

　ビタミン A は単一の化合物としての量的評価から数字を示すことが困難なため、「日本人の食事摂取基準（2020 年版）」[1] ではレチノール活性当量として、推定平均必要量や推奨量を示しています。

　ビタミン A の生理活性にかかわる化合物は、その大部分を担うレチノールを含め、肝臓に大量に貯蔵されているため、食事からの供給が多少途絶えても、肝臓内の貯蔵量が大きく減少しない限り、血液中への放出は維持され、ビタミン A 欠乏には陥りません。欠乏を回避できる肝臓内の最小貯蔵量は $20\mu g/g$ とされ、この数字を維持するための摂取量が推定平均必要量と推奨量として示されています。

　算定の考え方としては、体重 1kg あたりの体内ビタミン A 最小蓄積量を算出し、この最小蓄積量を維持するために補完すべき量を体外排泄率（欠乏状態にない場合）から推定しています。体重 1kg あたりの体内ビタミン A 最小蓄積量は最小貯蔵量 $20\mu g/g$ に成人体重 1kg あたりの肝臓重量と肝臓以外でのビタミン A 蓄積を考慮し、体外排泄率（海外での放射性同位元素を用いた研究から、体外排泄率は栄養状態に関係なく約 2％と推定される）を乗じ、$9.3\mu g/kg$ 体重 / 日と算出されています。したがって、ビタミン A 欠乏を来さずに肝臓内ビタミン A 貯蔵量の最低値を維持できる 1 日摂取量は体重あたり $9.3\mu g$RAE とされ、「日本人の食事摂取基準（2020 年版）」[1] では、この数字をもとに示しています（**表 1**）。成人や高齢者は参照体重換算で概算され、推奨量は 20％の変動を見込んだ 1.4 倍になっています。小児は、血清値の海外データなどを参考に $200\mu g$RAE/ 日以上を推奨値としつつ、体重因子と体積比を考慮し算出されています。妊婦は、胎児への移行と蓄積への意識が大切です。ビタミン A は発達に必須であり、胎盤をとおして胎児に供給されますが、胎児においても蓄積されるため、初期や中期では特段の付加は必要とされず、後期において $60\mu g$RAE/ 日の付加を求めているにすぎません。一方、授乳中は母乳中へ分泌される量を付加しています。

ビタミン A の代謝と体内での役割

　ヒトが摂取した際に体内でビタミン A の生理作用（ビタミン A 活性）を有するものは、動物由来の「レチニル脂肪酸エステル」と、植物由来のビタミン前駆体（プロビタミン）である「ビタミン A カロテノイド」があります。レチニル脂肪酸エステル

表1 ビタミンAの食事摂取基準（μgRAE/日)[1]（文献1より引用）

性別	男性				女性			
年齢等	推定平均必要量[2]	推奨量[2]	目安量[3]	耐容上限量[3]	推定平均必要量[2]	推奨量[2]	目安量[3]	耐容上限量[3]
0〜5（月）	−	−	300	600	−	−	300	600
6〜11（月）	−	−	400	600	−	−	400	600
1〜2（歳）	300	400	−	600	250	350	−	600
3〜5（歳）	350	450	−	700	350	500	−	850
6〜7（歳）	300	400	−	950	300	400	−	1,200
8〜9（歳）	350	500	−	1,200	350	500	−	1,500
10〜11（歳）	450	600	−	1,500	400	600	−	1,900
12〜14（歳）	550	800	−	2,100	500	700	−	2,500
15〜17（歳）	650	900	−	2,500	500	650	−	2,800
18〜29（歳）	600	850	−	2,700	450	650	−	2,700
30〜49（歳）	650	900	−	2,700	500	700	−	2,700
50〜64（歳）	650	900	−	2,700	500	700	−	2,700
65〜74（歳）	600	850		2,700	500	700	−	2,700
75以上（歳）	550	800	−	2,700	450	650	−	2,700
妊婦（付加量）初期					+ 0	+ 0	−	−
中期					+ 0	+ 0	−	−
後期					+ 60	+ 80	−	−
授乳婦（付加量）					+ 300	+ 450	−	−

1 レチノール活性当量（μgRAE）
　＝レチノール（μg）＋βカロテン（μg）× 1/12 ＋αカロテン（μg）× 1/24
　　＋βクリプトキサンチン（μg）× 1/24 ＋そのほかのプロビタミンAカロテノイド（μg）× 1/24
2 プロビタミンAカロテノイドを含む。
3 プロビタミンAカロテノイドを含まない。

として摂取されるのは、レチノール、レチナール、レチノイン酸です。レチニル脂肪酸エステルは、脂溶性のため脂質の吸収経路に準じて考えます。小腸で脂肪とともに

胆汁酸とミセルを形成し吸収されます。その際、小腸上皮細胞刷子縁酵素によりレチノールに加水分解され、70〜90%が吸収を受け、レチナール、レチノイン酸が誘導されます。そして、カイロミクロンに取り込まれ、リンパ管を経由して肝臓に達し、パルミチン酸やオレイン酸とのエステルのかたちで大部分が貯蔵されます。一方、血中へはレチノール結合たんぱく質と結合し放出されます。

　ビタミンAカロテノイドとして摂取されるのは、異性体の関係にあるαカロテンとβカロテンをはじめ、βクリプトキサンチンなど数十種類が存在します。構造的にカロテンはビタミンA2分子に相当し、αとβ以外にも多くの異性体が存在します。なかでもβカロテンが生理活性にもっとも関係しており、実際に小腸上皮において中央で開裂するとレチナールが2分子生成されます。しかし、βカロテン以外のビタミンAカロテノイドでは開裂しても1分子のレチナール生成に留まります。

　βカロテンの吸収率は約16%と低く、さらに吸収後のβカロテンのレチノールへの変換効率は50%程度です。実際のβカロテンの生体利用率は、最終的にレチノールの吸収量で考えるため、16%しか吸収されないβカロテンの50%がレチノールへ変換されることになり、8%程度（1/12）とかなり低い数字になります。

　ビタミンAの役割を考える場合は、量的に多いレチノールが基本となります。ヒトでは必須栄養素で、細胞分化に関与し、皮膚では角化に機能するため、皮膚疾患治療（軟膏など）や美容領域で利用されています。ビタミンAといえば、夜間の視力障害（暗順応障害）からの夜盲症が有名ですが、厳密にはアルデヒド型のレチナールの役割です。トランス型であるレチノールが酸化されてできるトランス型アルデヒド（レチ

第
2
章　脂溶性ビタミン

コラム　栄養素のマメ知識
サプリメントとしての油溶化βカロテンの吸収

　生体利用率の低い食品由来のβカロテンですが、脂溶性であることから、油溶化されたものがサプリメントでは利用され、油溶化βカロテンの吸収率は約50%です。油溶化はいわゆる「乳化」技術を利用したもので、βカロテンに限らず、脂溶性の化合物を製剤化する場合に用いられています。濃厚流動食も同じです。乳化により黄色〜オレンジ色に着色することができ、洋菓子や卵製品、食品の着色料としても広く利用されています。

ナール）がシス型レチナールに変換され、網膜の受容体内で光を吸収し、明暗区別に
かかわるオプシンたんぱく質に取り込まれると、ロドプシンとなって機能します。レ
チナールが欠乏するとロドプシンとしては機能しません。眼の結膜や角膜での正常な
細胞分化にもかかわるため、レチナールと相互変換可能なレチノールも含め、視覚に
は欠かせない大切な栄養素です。しかし、レチノイン酸のレチナールからの転換は不
可逆的なため、レチノイン酸には視覚への関与はありません。ほかにも、免疫機能、
生殖、細胞情報伝達に関与しています。

過剰・不足時の問題

過剰時の問題

　　通常の食事でのビタミンA過剰摂取は考えにくく、問診でサプリメントの常用（長
期、過量）やレバーの大量摂取がなければ、過剰を懸念する必要はありません。実際
の過剰摂取では、レチノイン酸濃度の上昇が報告されており、ビタミンAの不可逆的
代謝産物であるレチノイン酸の影響が考えられています。臨床症状は頭痛であり、急
性では脳脊髄液圧の上昇、慢性では頭蓋内圧の上昇、皮膚の落屑、脱毛、筋肉痛など
が起こります。さらに、破骨細胞を活性化することから骨折リスクも検討されていま
すが、疫学的にはいまだ証明されていません。

　　催奇形性の観点から、妊娠3ヵ月以内または妊娠を希望する女性では過剰摂取への
警告が発せられています。イノラス®配合経腸用液の添付文書にも「ビタミンA換算
で5,000IU/日未満に留めること」[2]と記載されています。

不足時の問題

　　肝臓に相当量の貯蔵があり、欠乏症の出現は通常の食事摂取をしていれば生じにく
く、長期栄養障害による低栄養の表現型としては考えられます。成人では視覚への影
響が大きく、視覚異常として確認される場合もあります。乳幼児や小児では、細胞分
化にかかわるために、成長や発育に関する障害として認められる場合もあります。

　　摂取は十分であっても、ビタミンAが脂溶性で脂肪とともに吸収される特徴から、
脂肪の吸収に支障があれば不足に陥る可能性はあります。吸収不良症候群に加え、吸
収にかかわる膵の外分泌機能低下をひき起こす膵切除術後や小腸大量切除術後でも不
足は認められます。さらに、長期にわたる過剰な脂肪制限食など、医原的な場合もみ

表2 経腸栄養製剤に含まれるビタミンA量

製剤名	イノラス®配合経腸用液			ラコール®NF配合経腸用液			エンシュア・リキッド®		
規格	100kcal	100mL	1P	100kcal	100mL	1P	100kcal	100mL	1缶
液量（mL）	62.5	100	187.5	100	100	200	100	100	250
ビタミンA（μgRAE）	94.4	151.0	283.1	62.1		124.2	75.1		187.8

製剤名	エンシュア®・H			エネーボ®配合経腸用液			エレンタール®配合内用剤		
規格	100kcal	100mL	1缶	100kcal	100mL	1缶	100kcal	100mL	1袋
液量（mL）	66.6	100	250	83.3	100	250	100	100	300
ビタミンA（μgRAE）	75.1	112.7	281.6	63.0	75.6	190.0	64.8		194.4

られるようになりました。いずれにせよ、短期的なものではなく、長期の経過によって欠乏が生じています。したがって、脂肪の吸収障害に関与する疾患の有無、脂肪を含む過剰な食事制限を行っていないかなど問診が必要です。また、血液生化学検査で総コレステロール値など低下があれば、この可能性も考慮すべきでしょう。

　静脈栄養製品では、1日量として1mgが米国食品医薬品局（FDA）の推奨で、高カロリー輸液キット製剤では1日量である約2,000mLにどの製品も3,300IU含有されています。

　経腸栄養剤（医薬品）では、製品ごとにかなり違いがあります（**表2**）。微量系栄養素を100％投与できる設計投与量が製品ごとに異なっているため、100kcal単位での比較でも含有量には差が出ます。推定平均必要量を考えると、1日単位では下回る場合もあるかもしれませんが、長期でなければ欠乏の心配はなく、欠乏を疑う場合は、ビタミンAだけでなく、ほかの栄養素を含めた評価を実施すべきかと思います。

引用・参考文献

1）厚生労働省.「日本人の食事摂取基準（2020年版）」策定検討会報告書.（https://www.mhlw.go.jp/content/10904750/000586553.pdf, 2023年10月閲覧）.
2）イノラス®配合経腸用液添付文書. 2023年5月改訂（第2版）.（2023年10月閲覧）.

2 ビタミンD

大阪公立大学大学院医学研究科血管病態制御学研究教授 **庄司哲雄** しょうじ・てつお

ビタミンDの特徴

ビタミンDとは

　　ビタミンDは脂溶性ビタミンの一つですが、その供給源は食品のみならず、紫外線照射による皮膚での生成があることが特徴です。もう一つの特徴は、ビタミンとはよばれますが体内で活性型ビタミンDに変換されホルモンとして作用することです。

ビタミンD摂取の目安量・必要量

　　ビタミンDの不足は血中25-ヒドロキシビタミンD［25（OH）D］濃度で判断されます。日本内分泌学会・日本骨代謝学会による「ビタミンD不足・欠乏の判定指針」[1]によると、血中25（OH）D濃度30ng/mL以上をビタミンD充足、20ng/mL以上30ng/mL未満をビタミンD不足、20ng/mL未満をビタミンD欠乏としています。血中25（OH）D濃度20ng/mLを維持するためのビタミンD摂取目安量は$8.5\mu g$/日とされています[2]が、日照暴露時間の影響もあるため、季節や地域により必要量が異なる可能性も考慮するなど、ビタミンDの特質を理解して活用することが求められます。

ビタミンDを多く含む食品

　　食品に含まれるビタミンDには側鎖構造が異なるビタミンD_2とD_3があり、ビタミンD_2はきのこ類に、ビタミンD_3は魚肉および魚類肝臓に多く含まれます（**図1**）。ヒトの皮膚で生成されるのはビタミンD_3です。ビタミンD_2とD_3はヒトにおいてはほぼ等しい生理活性を有するといわれています。先述の血中濃度はビタミンD_2とD_3の合計で示されています。

ビタミンDの代謝と体内での役割

　　体内のビタミンDは栄養素として摂取される以外に、コレステロールを前駆体とし

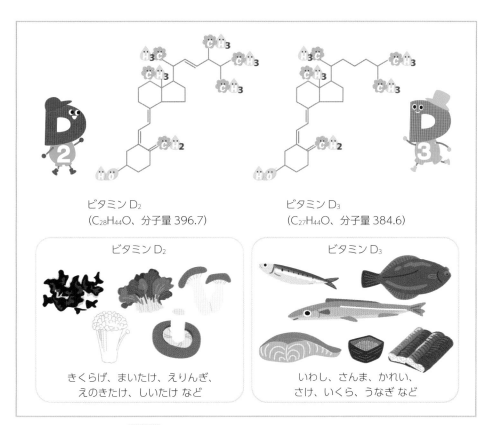

ビタミン D₂
(C₂₈H₄₄O、分子量 396.7)

ビタミン D₃
(C₂₇H₄₄O、分子量 384.6)

ビタミン D₂

きくらげ、まいたけ、えりんぎ、
えのきたけ、しいたけ など

ビタミン D₃

いわし、さんま、かれい、
さけ、いくら、うなぎ など

図1 食品由来のビタミン D と多く含む食品

て皮膚でも合成されます（**図2**）。紫外線によりプロビタミン D はプレビタミン D を経由してビタミン D となります。ビタミン D はさらに肝臓で 25 位の水酸化を受けて 25（OH）D となり、さらに腎臓で 1α 位の水酸化を受けて、1α,25-ジヒドロキシビタミン D ［1α,25（OH）₂D］となります。

1α,25（OH）₂D は骨ミネラル代謝を調節するホルモンであり、ビタミン D 受容体に結合することで作用が発揮されます。1α,25（OH）₂D のビタミン D 受容体に対する親和性は 25（OH）D の約 1,000 倍高く、活性型ビタミン D とよばれています。

ビタミン D はカルシウム代謝に重要な役割があります（**図3**）。1α,25（OH）₂D は小腸からのカルシウム吸収を促進し、腎臓では糸球体で濾過されたカルシウムの尿細管での再吸収を促進します。血液中のカルシウムは骨の石灰化に利用されます。

ビタミン D 受容体は骨ミネラル代謝関連臓器以外の骨格筋、心筋、神経系、内分泌

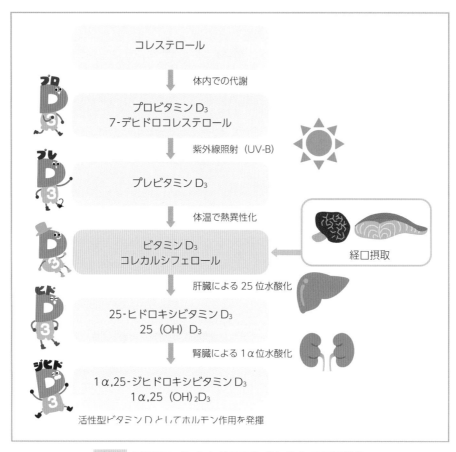

図2 ビタミンDの皮膚での生成と体内での活性化

系、免疫系などの細胞にも発現していることから、ビタミンDには骨ミネラル代謝以外の「多面的作用」があるのではないかとの考え方があります。

過剰・不足時の問題

過剰時の問題

ビタミンDの作用が過剰になると高カルシウム血症を生じ得ます。高カルシウム血症では尿中カルシウム排泄が増加するため高カルシウム尿症を来し、急性腎障害（急速な腎機能の低下）を来す場合があります。高カルシウム血症を代償するために副甲状腺ホルモン（PTH）が抑制されます。

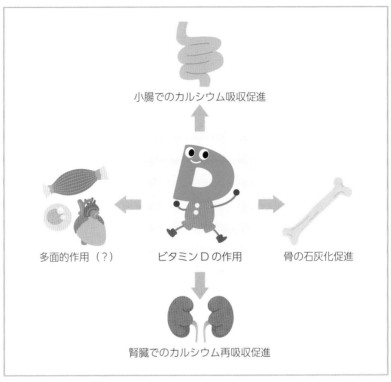

図3　ビタミン D の生体内でのおもな作用

不足時の問題

　　ビタミン D が欠乏すると、小腸や腎臓でのカルシウムおよびリンの吸収率が低下し、低リン血症、低カルシウム血症を来し、骨の石灰化が障害され、小児ではくる病、成人では骨軟化症を来し、骨折のリスクも高まります。また、ビタミン D 欠乏状態で

コラム　栄養素のマメ知識

日光にあたりすぎるとビタミン D 過剰になる？

　　皮膚におけるビタミン D の産生は調整されており、日光に暴露するだけでビタミン D 過剰になることはないといわれています。ビタミン D 過剰になるのは、サプリメントや薬剤を含めた過剰なビタミン D 摂取に原因がある場合が多いです。

は、低カルシウム血症を代償するために、副甲状腺から副甲状腺ホルモンの分泌が亢進し、骨からのカルシウムの放出が増加します。これによって血清カルシウム濃度は正常化しますが、長期間この状態が続くと骨粗鬆症をひき起こす可能性があります。

　サルコペニアやフレイルを有する高齢者では血清25（OH）D濃度が低いことから、これらの予防としてビタミンDの摂取が重要であるとの考えがありますが、その補充効果はランダム化比較試験で確認されていません。

引用・参考文献

1）日本内分泌学会・日本骨代謝学会．ビタミンD不足・欠乏の判定指針．日本内分泌学会雑誌．93（Suppl.），2017，1-10.
2）厚生労働省．「日本人の食事摂取基準（2020年版）」策定検討会報告書．（https://www.mhlw.go.jp/stf/newpage_08517.html，2023年9月閲覧）．

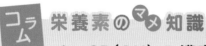

1α,25（OH）$_2$D 濃度が異常に高くなる病気

　サルコイドーシスという肉芽腫をつくる病気では高カルシウム血症を来すことがあります。これは肉芽腫に集簇したマクロファージがもつ1α水酸化酵素により血中の1α,25（OH）$_2$D濃度が高まるからであり、1α,25（OH）$_2$D濃度測定が診断のきっかけになる場合もあります。

3 ビタミンE

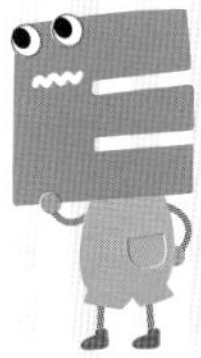

東海学園大学健康栄養学部管理栄養学科准教授　**芳野憲司** よしの・けんじ

ビタミン E の特徴

ビタミン E とは

　ビタミンEは、最初に不妊を防ぐ栄養素として小麦胚芽油から抽出され、発見されました。ビタミンEには、 α -、 β -、 γ -、 δ - の4種類のトコフェロールと、 α -、 β -、 γ -、 δ - の4種類のトコトリエノールの計8種類の同族体があり、食品中に存在します。このなかで、 α -トコフェロールが体内にもっとも多く存在し（トコフェロール全体の約90％）、かつもっとも活性が高いです（図1）。そのため、ビタミンEの食事摂取基準は α -トコフェロールのみを指標に作成され、 α -トコフェロールの量として表されています[1]。ビタミンEは熱に強いため、調理による損失はほとんどありません。

ビタミン E 摂取の目安量

　「日本人の食事摂取基準（2020年版）」[1]における、1日あたりのビタミンEの目安量および耐容上限量を**表**に示します。なお、ヒトを対象とした欠乏実験や介入実験がほとんどなくエビデンスに乏しいため、推奨量は策定されていません[1]。

ビタミン E を多く含む食品

　ビタミンEを多く含む食品には、アーモンド、らっかせい、うなぎ、オリーブ油、たらこなどがあります（図2）[2]。

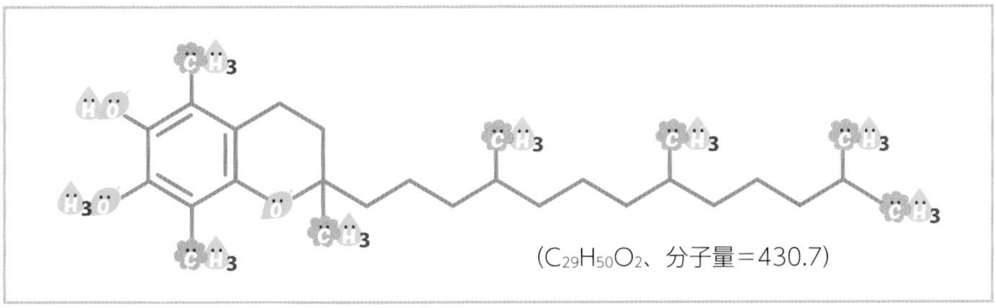

（$C_{29}H_{50}O_2$、分子量＝430.7）

図1 α -トコフェロールの構造式

表 ビタミンEの食事摂取基準 (mg/日)（文献1より引用）

性別	男性		女性	
年齢など	目安量	耐容上限量	目安量	耐容上限量
0〜5（月）	3.0	−	3.0	−
6〜11（月）	4.0	−	4.0	−
1〜2（歳）	3.0	150	3.0	150
3〜5（歳）	4.0	200	4.0	200
6〜7（歳）	5.0	300	5.0	300
8〜9（歳）	5.0	350	5.0	350
10〜11（歳）	5.5	450	5.5	450
12〜14（歳）	6.5	650	6.0	600
15〜17（歳）	7.0	750	5.5	650
18〜29（歳）	6.0	850	5.0	650
30〜49（歳）	6.0	900	5.5	700
50〜64（歳）	7.0	850	6.0	700
65〜74（歳）	7.0	850	6.5	650
75以上（歳）	6.5	750	6.5	650
妊婦			6.5	−
授乳婦			7.0	−

※α-トコフェロールについて算定した。α-トコフェロール以外のビタミンEは含んでいない。

ビタミンEの代謝と体内での役割

吸収・体内動態

　脂溶性ビタミンであるビタミンEは、小腸内で長鎖脂肪酸やコレステロール、胆汁酸などとミセルを形成した後に小腸吸収上皮細胞内に移行し、キロミクロン（カイロミクロン）に取り込まれリンパ管を経由して吸収されます。そして、キロミクロンはリポたんぱくリパーゼ（LPL）によりキロミクロンレムナントに代謝された後、肝臓に取り込まれます。肝臓に取り込まれたビタミンEのうち、α-トコフェロールは優

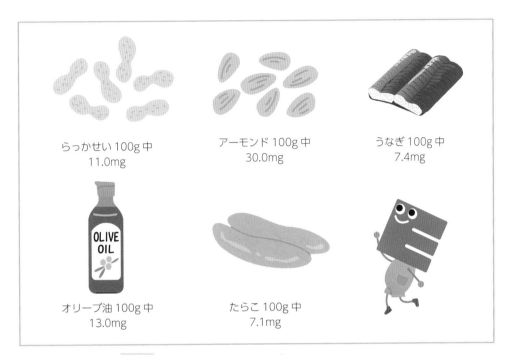

図2　ビタミンEを多く含む食品 <small>（文献2を参考に作成）</small>

らっかせい 100g 中
11.0mg

アーモンド 100g 中
30.0mg

うなぎ 100g 中
7.4mg

オリーブ油 100g 中
13.0mg

たらこ 100g 中
7.1mg

先的に輸送たんぱく質に結合し、ほかのビタミンEは肝細胞内で代謝されます。輸送たんぱく質に結合した α-トコフェロールは、肝細胞内を輸送され、超低密度リポたんぱく質（VLDL）に取り込まれて血中に移行し、低密度リポたんぱく質（LDL）に変換されて、末梢組織に運搬されます（**図3**）[3]。

　ビタミンEの吸収率は脂質の摂取量や吸収の影響を受け、脂質の摂取量が多いと吸

コラム　栄養素のマメ知識

ビタミンEのサプリメントの選び方

　サプリメントに含まれている α-トコフェロールには、天然のもの（d-α-トコフェロール）と合成のもの（dl-α-トコフェロール）があり、ビタミンEの効力は天然のものが合成のものの1.5倍となっています。さらに合成のものには抗酸化作用がほとんどないため、ビタミンEのサプリメントは天然のものを選ぶことがすすめられます。

第

2

章　脂溶性ビタミン

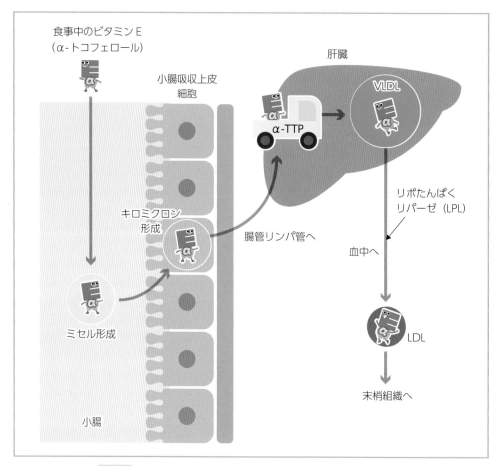

図3 ビタミンE（α-トコフェロール）の吸収・体内動態

収率が高まる一方、脂質の摂取量が少ないまたは吸収障害があったり、胆汁の分泌障害がある場合には吸収率が低下します。

抗酸化作用

ビタミンEは強い抗酸化作用を有しており、生体膜やリポたんぱく質中などに局在しています。そして、活性酸素による生体膜を構成するリン脂質中の多価不飽和脂肪酸の酸化を防ぐことで生体膜の安定性を保ち、LDLコレステロールの酸化を防止するなどの効果があります。また、細胞の酸化が老化の一因となることから老化防止の効果もあります。酸化されやすい多価不飽和脂肪酸を多量に摂取する場合には、ビタミンEの摂取量を増加させる必要があります。

過剰・不足時の問題

過剰時の問題

　　通常の食事で過剰摂取になることはなく、健康障害も報告されていません[1]。しかし、過剰摂取による健康障害の出現の可能性は否定されておらず、サプリメントを摂取する場合には耐容上限量を超えないよう注意が必要です。

不足時の問題

　　動物実験では、不妊、脳軟化症、肝臓壊死、腎障害、溶血性貧血、筋ジストロフィーなどの症状の出現がありますが、ヒトにおいては、通常の食事摂取で不足することはありません。しかし、不足すると過酸化水素による溶血反応が亢進し、溶血性貧血をひき起こすことが報告されています[4]。

引用・参考文献

1) 厚生労働省.「日本人の食事摂取基準（2020年版）」策定検討会報告書.（https://www.mhlw.go.jp/stf/newpage_08517.html, 2023年10月閲覧）.
2) 文部科学省. 日本食品標準成分表2020年版（八訂）.（https://www.mext.go.jp/a_menu/syokuhinseibun/mext_01110.html, 2023年10月閲覧）.
3) Traber, MG. et al. Molecular mechanisms of vitamin E transport. Annu. Rev. Nutr. 19, 1999, 343-55.
4) Horwitt, MK. et al. Erythrocyte survival time and reticulocyte levels after tocopherol depletion in man. Am. J. Clin. Nutr. 12, 1963, 99-106.
5) 日本消化器病学会ほか編. "ビタミンEはNAFLD/NASHに有用か？". NAFLD/NASH診療ガイドライン2020. 改訂第2版. 東京, 南江堂, 2020, 59-60.

栄養素のマメ知識

ビタミンEと疾病の治療

　非アルコール性脂肪性肝炎（NASH）の成因に酸化ストレスが関与していると考えられています。そこで、NASH患者がビタミンEを長期間服用すると、偽薬投与の場合に比べ血液生化学検査および肝組織像に改善がみられたことが報告されています。『NAFLD/NASH診療ガイドライン』ではビタミンEを摂取することが推奨されていますが、薬剤での保険適用にはなっていません[5]。

4 ビタミン K

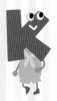

東海学園大学健康栄養学部管理栄養学科准教授　**芳野憲司**　よしの・けんじ

ビタミン K の特徴

ビタミン K とは

　　ビタミン K は、最初にニワトリのひなの出血予防因子として発見されました。ビタミン K は数種類ありますが、天然由来のものではビタミン K_1（フィロキノン）とビタミン K_2（メナキノン）があります。

　　ビタミン K_1 は植物の葉緑体で産生されるため緑黄色野菜に多く含まれます。ビタミン K_2 は全部で 11 種類（メナキノン 4 ～ 14）ありますが、栄養学的に重要なものとして動物性食品に多いメナキノン-4 と、納豆に多いメナキノン-7 があります。納豆に含まれる納豆菌は、ビタミン K_2 の産生能が高いことが知られています。また、ビタミン K_2 はヒトの腸内細菌でも産生されるため、腸内細菌での産生能が食事からの必要量に影響します。一般的にビタミン K とは、フィロキノン、メナキノン-4、メナキノン-7 を総称したものをさします（**図1**）。ビタミン K は熱に強いため、調理による損失はほとんどありません。

ビタミン K 摂取の目安量

　　「日本人の食事摂取基準（2020 年版）」[1] では、1 日あたりのビタミン K の目安量は

コラム　栄養素のマメ知識

ビタミン K の構造類似体メナジオン（ビタミン K_3）

　　人工的に合成されたビタミン K の構造類似体に、メナジオン（ビタミン K_3）があります。天然由来のものに比べて安価ではあるものの毒性があるため、現在はヒトに使用せず、動物飼料のビタミン K 添加剤として使用されています。動物性食品にメナキノン-4 が多いのは、メナジオンは動物の体内でメナキノン-4 に転換されるためといわれています。

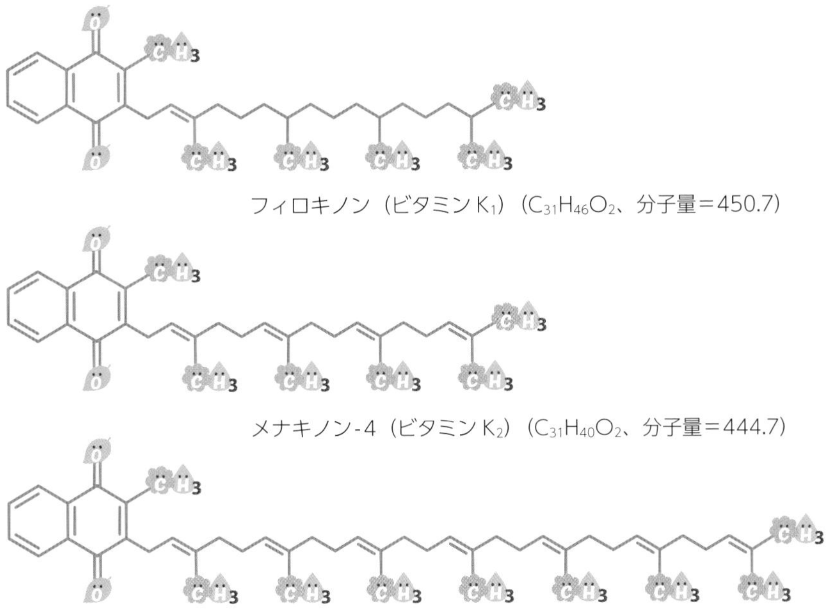

フィロキノン（ビタミンK_1）（$C_{31}H_{46}O_2$、分子量＝450.7）

メナキノン-4（ビタミンK_2）（$C_{31}H_{40}O_2$、分子量＝444.7）

メナキノン-7（$C_{46}H_{64}O_2$、分子量＝649.0）

図1 フィロキノン、メナキノン-4、メナキノン-7の構造式

成人の男女ともに150mgに設定されています。なお、ヒトを対象とした欠乏実験や介入実験がほとんどなくエビデンスに乏しいため、推奨量は策定されていません[1)]。また、『骨粗鬆症の予防と治療ガイドライン2015年度版』では、骨粗鬆症を予防するために推奨される1日あたりのビタミンK摂取量は250～300μgに設定されています[2)]。

ビタミンKを多く含む食品

ビタミンKを多く含む食品には、納豆、ほうれんそう、ブロッコリー、モロヘイヤ、わかめ、のり、調合油（サラダ油）などがあります（**図2**）[3)]。

ビタミンKの代謝と体内での役割

吸収・体内動態

脂溶性ビタミンであるビタミンKは、小腸内で長鎖脂肪酸やコレステロール、胆汁酸などとミセルを形成した後に小腸吸収上皮細胞内に移行し、キロミクロン（カイロ

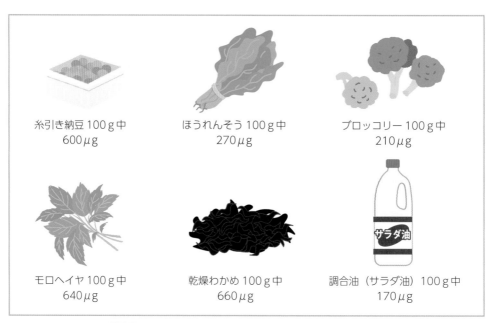

図2　ビタミンKを多く含む食品（文献3を参考に作成）

糸引き納豆 100g 中
600μg

ほうれんそう 100g 中
270μg

ブロッコリー 100g 中
210μg

モロヘイヤ 100g 中
640μg

乾燥わかめ 100g 中
660μg

調合油（サラダ油）100g 中
170μg

ミクロン）に取り込まれリンパ管を経由して吸収されます。そして、キロミクロンは
リポたんぱくリパーゼ（LPL）によりキロミクロンレムナントに代謝された後、肝臓
に取り込まれます。肝臓に取り込まれたビタミンKは、超低密度リポたんぱく質

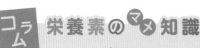

ビタミンKと医薬品との相互作用

　ワルファリンカリウムは、ビタミンK依存性血液凝固因子の生合成を抑制することにより血液凝固を抑制します。しかし、ビタミンKの摂取量が多いと、この生合成の抑制が解除されて血液凝固を抑制する作用が減弱することから、ワルファリンカリウム内服時にはビタミンKの摂取を控える必要があります。また、抗菌薬を長期投与すると、病原菌だけなく腸内細菌叢にも影響を与え、ビタミン K_2 産生菌を減少させるためビタミンKの必要量が増えます。そのため、抗菌薬非投与時よりもビタミンKの摂取量を増やす必要があります。この抗菌薬の長期投与による腸内細菌叢でのビタミン K_2 の産生減少は、ワルファリンカリウムの作用の増強につながります。

（VLDL）に取り込まれて血中に移行し、低密度リポたんぱく質（LDL）に変換されて末梢組織に運搬されます。

　ビタミンKの吸収率は脂質の摂取量や吸収の影響を受け、脂質の摂取量が多いと吸収率が高まる一方、脂質の摂取量が少ないまたは吸収障害があったり、胆汁の分泌障害がある場合には、吸収率が低下します。

血液凝固と骨形成

　ビタミンKのおもなはたらきとして、血液凝固と骨形成に関与します。肝臓でのビタミンK依存性血液凝固因子（II、VII、IX、X）を活性化することで、血液凝固を促進します。また、骨に存在するオステオカルシンというたんぱく質を活性化することで、骨の石灰化と骨形成を促し、丈夫な骨づくりをするために重要な役割をします。この骨に対する作用は、ビタミンDを一緒に摂取することで増強されることが報告されています[4]。また、ビタミンK依存性たんぱく質のMGP（matrix gla protein）の活性化を介して動脈の石灰化を抑制する作用もあります。

過剰・不足時の問題

過剰時の問題

　ビタミンKの過剰摂取による健康障害は、これまでに報告されておらず、「日本人の食事摂取基準（2020年版）」では耐容上限量が設定されていません[1]。

不足時の問題

　ビタミンK2は腸内細菌により合成されるため、健康な人で不足することはまれです。しかし、新生児では腸内細菌叢が未発達で腸内細菌によるビタミンK2の産生能

コラム　栄養素のマメ知識
ビタミンKと疾病の治療

　ビタミンK製剤のメナテトレノン（メナキノン-4）は骨粗鬆症治療薬として使用され、骨量低下防止効果、骨折予防効果があります。また、新生児・乳児ビタミンK欠乏性出血症などでの出血傾向の改善目的にも使用されます。

が低く、また母乳中のビタミン K が少ないことから、不足により血液凝固が遅延し、消化管出血（新生児メレナ）や新生児・乳児ビタミン K 欠乏性出血症をひき起こします。そのため、出生直後の新生児にはビタミン K を予防投与しています[5]。また、ビタミン K の摂取量が少ないと大腿骨頸部骨折の発生率が高いことが報告されており、ビタミン K の摂取不足は骨の脆弱化をまねき、骨折の危険因子となります[6]。

引用・参考文献

1）厚生労働省.「日本人の食事摂取基準（2020 年版）」策定検討会報告書.（https://www.mhlw.go.jp/stf/newpage_08517.html, 2023 年 8 月閲覧）.
2）骨粗鬆症の予防と治療ガイドライン作成委員会編. "食事指導". 骨粗鬆症の予防と治療ガイドライン 2015 年版. 東京, ライフサイエンス出版, 2015, 78-9.
3）文部科学省. 日本食品標準成分表 2020 年版（八訂）.（https://www.mext.go.jp/a_menu/syokuhinseibun/mext_01110.html, 2023 年 10 月閲覧）.
4）Iwamoto, J. et al. Effect of combined administration of vitamin D_3 and vitamin K_2 on bone mineral density of the lumbar spine in postmenopausal women with osteoporosis. J. Orthop. Sci. 5（6）, 2000, 546-51.
5）Puckett, RM. et al. Prophylactic vitamin K for vitamin K deficiency bleeding in neonates. Cochrane Database Syst. Rev. 2000（4）, 2000, CD002776.
6）Booth, SL. et al. Dietary vitamin K intakes are associated with hip fracture but not with bone mineral density in elderly men and women. Am. J. Clin. Nutr. 71（5）, 2000, 1201-8.

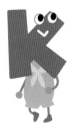

第 **3** 章

水溶性ビタミン

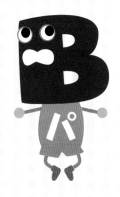

1 ビタミン B₁

一般社団法人是真会長崎リハビリテーション病院
法人本部教育研修部副部長・栄養管理室室長　**西岡心大** にしおか・しんた

ビタミン B₁ の特徴

ビタミン B₁ とは

　ビタミン B₁ は 1910 年に鈴木梅太郎により発見された水様性ビタミンです。生体においてはチアミン、チアミン一リン酸（TMP）、チアミンピロリン酸（TPP）、チアミン三リン酸（TTP）のかたちで存在しており、多くの補酵素の材料となります。このうち TPP および TTP が活性をもっています[1]。水溶液は酸に強く、アルカリや紫外線に対しては不安定です[2]。ビタミン B₁ は骨格筋や心筋に多く存在し[1]、末梢神経、脊髄、脳などで活発に代謝されるため、食事から継続的に補給する必要があります[2]。

ビタミン B₁ 摂取の推定平均必要量・推奨量・目安量

　「日本人の食事摂取基準（2020 年版）」では、ビタミン B₁ に対して推定平均必要量、推奨量、目安量（乳児）が定められています[3]。推定平均必要量については、チアミン 0.35mg/1,000kcal（チアミン塩化物塩酸塩量として 0.45mg/1,000kcal）を参照値とし、これに各年代、性別に応じたエネルギー必要量を乗じて算出されています（**表**）[3]。

　乳児については、母乳中のビタミン B₁ 濃度と基準哺乳量（0.78L/ 日）から帰納的に算出された目安量が用いられました。また、妊婦、授乳婦についてはそれぞれエネルギー需要の増大、母乳への排出を加味した推定平均必要量、推奨量となっています。なお高齢者についてはビタミン B₁ を付加する根拠となる強いエビデンスがないことから、成人同様の算出法が用いられています。また、過剰症についても明確な根拠がないことから、耐容上限量は策定されていません[3]。

ビタミン B₁ を多く含む食品

　ビタミン B₁ は玄米、胚芽米、雑穀類（あわ、ひえなど）、豚肉、ロースハム、ベーコン、とうもろこし、いんげんまめ、大豆などに多く含まれています（**図 1**）[4]。

表 ビタミン B₁ の食事摂取基準（文献 3 より引用）

性別	男性			女性		
年齢など	推定平均 必要量	推奨量	目安量	推定平均 必要量	推奨量	目安量
0〜5（月）	−	−	0.1	−	−	0.1
6〜11（月）	−	−	0.2	−	−	0.2
1〜2（歳）	0.4	0.5	−	0.4	0.5	−
3〜5（歳）	0.6	0.7	−	0.6	0.7	−
6〜7（歳）	0.7	0.8	−	0.7	0.8	−
8〜9（歳）	0.8	1.0	−	0.8	0.9	−
10〜11（歳）	1.0	1.2	−	0.9	1.1	−
12〜14（歳）	1.2	1.4	−	1.1	1.3	−
15〜17（歳）	1.3	1.5	−	1.0	1.2	−
18〜29（歳）	1.2	1.4	−	0.9	1.1	−
30〜49（歳）	1.2	1.4	−	0.9	1.1	−
50〜64（歳）	1.1	1.3	−	0.9	1.1	−
65〜74（歳）	1.1	1.3	−	0.9	1.1	−
75 以上（歳）	1.0	1.2	−	0.8	0.9	−
妊婦（付加量）				+ 0.2	+ 0.2	−
授乳婦（付加量）				+ 0.2	+ 0.2	−

ビタミン B₁ の代謝と体内での役割

　ビタミン B₁ のおもなはたらきは、エネルギーの産生、神経活動電位の発生、神経電導などであり [1]、とくにグルコースやアミノ酸に関与する多くの酵素の補因子として重要です。

　食事中のビタミン B₁ は小腸から吸収されます。能動輸送と受動輸送の 2 つの吸収経路をもち、ビタミン B₁ の血中濃度が低い場合はおもに前者、高い場合はおもに後者が

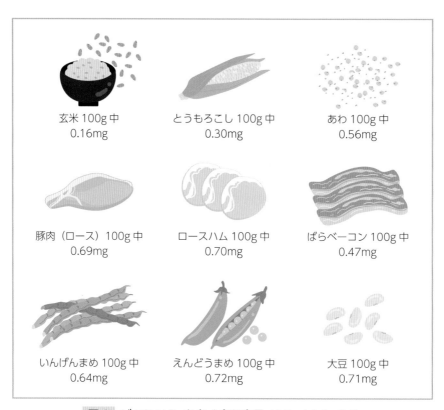

図 1　ビタミン B₁ を多く含む食品（文献 4 を参考に作成）

玄米 100g 中
0.16mg

とうもろこし 100g 中
0.30mg

あわ 100g 中
0.56mg

豚肉（ロース）100g 中
0.69mg

ロースハム 100g 中
0.70mg

ばらベーコン 100g 中
0.47mg

いんげんまめ 100g 中
0.64mg

えんどうまめ 100g 中
0.72mg

大豆 100g 中
0.71mg

用いられ[2]、門脈を介して肝臓に到達します。不要となったビタミン B₁ は、おもに尿中から排泄されます[2]。細胞内に取り入れられたチアミンは、ただちに TPP へと変換され、グルコースの代謝において重要な酵素の補因子となります（**図 2**）[1]。

遺伝性疾患であるピルビン酸脱水素酵素複合体（PDHC）欠損症では、ピルビン酸と乳酸の蓄積により乳酸アシドーシスを来します[4]。このため、治療として乳酸アシドーシスの是正とともに糖質制限、高脂肪食が適応されます[4]。

また、TPP は分岐鎖アミノ酸（BCAA）の代謝にかかわる分岐鎖 α-ケト酸脱水素酵素（BCKDH）の補酵素としてもはたらいています。この BCKDH が遺伝的に障害された疾患がメープルシロップ尿症であり、一部の症例はビタミン B₁ 投与に対して反応がみられます[5]。

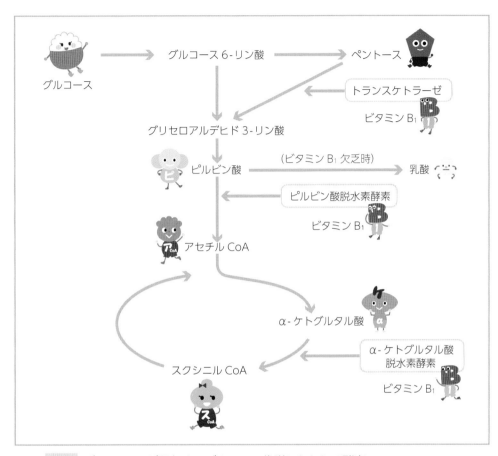

図2　ビタミン B₁ が関与するグルコース代謝にかかわる酵素（文献 1 を参考に作成）

①トランスケトラーゼ：ペントース-リン酸回路に関与する。②ピルビン酸脱水素酵素：ピルビン酸から
アセチル CoA を生成するクエン酸回路を通じたアデノシン三リン酸（ATP）産生の起点となる反応に関
与する。③α- ケトグルタル酸脱水素酵素：クエン酸回路において、α- ケトグルタル酸からスクシニル
CoA を合成する。

過剰・不足時の問題

過剰時の問題

　通常の食品を摂取している対象者において、過剰症の報告は存在しません[3]。10g
（10,000mg）/ 日のチアミン塩化物塩酸塩摂取により頭痛、いらだち、不眠などの症状
が生じたという報告などがありますが、日常診療で処方される 100mg/ 日単位の摂取
によって健康障害が生じたとする報告はないようです[3]。

不足時の問題

　ビタミンB_1欠乏症の原因となるのは、摂取不足、吸収障害、移送障害、需要増大、排泄増加などです[2]。アルコール依存症、HIV/AIDS患者、消化管疾患、肝疾患、妊娠悪阻などでは、ビタミンB_1欠乏のリスクが高いため注意が必要です[2]。ビタミンB_1欠乏症の代表例として、脚気とウェルニッケ脳症がよく知られています。

脚気

　脚気には、①四肢遠位優位の末梢神経障害を主徴とする乾性脚気（dry beriberi）と、②浮腫、頻脈、うっ血性心不全などを症状とする湿性脚気（wet beriberi）の2種類があります[2]。そのほか、疲労感や末梢神経障害、両側性の下垂足、腱反射消失、下腿の圧痛や感覚異常なども生じます。また、ビタミンB_1欠乏によりピルビン酸脱水素酵素の活性が低下するため、アセチルCoAの合成が低下する代わりにピルビン酸や乳酸が蓄積し、乳酸アシドーシスとなります。

　ビタミンB_1欠乏症の母親から母乳育児を受けた生後2～6ヵ月の乳児に生じる乳児脚気（infantile beriberi）は、中枢神経系の奇形や心不全をもたらし、低中所得国ではいまだ乳児死亡の主要な原因の一つとなっています[7]。

ウェルニッケ脳症

　ウェルニッケ脳症は、アルコール中毒症患者によくみられる、眼球運動障害、眼振、歩行失調、精神障害などを主徴とする疾患です。重症腸管不全、AIDSにおいても、中

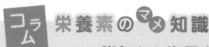

脚気から海軍を救った髙木兼寛[8]

　海軍軍医であった髙木兼寛は、英国に留学して実学的医学を学んだ外科医でした。明治時代、海軍では多数の兵士が脚気のため亡くなっていましたが、当時は脚気伝染病説が主流でした。髙木は緻密な観察から、白米を多く摂取している兵士に脚気が多いことに気づき、出向する軍艦の兵食に麦飯を取り入れる実験を行いました。結果として、麦飯を取り入れた軍艦からは一人の患者も出なかったということです。常識にとらわれることなく、目の前の事象から脚気が栄養素欠乏症であることを見出した髙木兼寛は、近代における栄養学の祖の一人であるといえましょう。

心静脈栄養管理による多量のブドウ糖投与やビタミンB1投与不足により、ウェルニッケ脳症が生じやすいとされています[2]。一方、コルサコフ精神病（korsakoff psychosis）はウェルニッケ脳症後に生じる不可逆的な認知障害であり、ウェルニッケ脳症とあわせてウェルニッケ-コルサコフ症候群ともよばれます。症状としては逆行性、順行性健忘症、作話、概念機能障害、自発性や主体性の低下を伴います[2]。

引用・参考文献

1）武田英二. "ビタミンB1". 医師, 管理栄養士のための栄養代謝テキスト. 山下亀次郎ほか編. 東京, 文光堂, 1997, 49-50.
2）Bémeur, C. et al. "Thiamin". Modern Nutrition in Health and Disease. 11th ed. Ross, CA. et al., ed. Baltimore, Wolters Kluwer Health, Lippincott Williams & Wilkins, 2013, 317-24.
3）厚生労働省.「日本人の食事摂取基準（2020年版）」策定検討会報告書.（https://www.mhlw.go.jp/stf/newpage_08517.html, 2023年9月閲覧）.
4）文部科学省. 日本食品標準成分表2020年版（八訂）.（https://www.mext.go.jp/a_menu/syokuhinseibun/mext_01110.html, 2023年9月閲覧）.
5）小児慢性特定疾病情報センター. 対象疾病：ピルビン酸脱水素酵素複合体欠損症.（https://www.shouman.jp/disease/details/08_04_050/, 2023年9月閲覧）.
6）難病情報センター. メープルシロップ尿症（指定難病244）.（https://www.nanbyou.or.jp/entry/4814, 2023年9月閲覧）.
7）Whitfield, KC. et al. Thiamine deficiency disorders : Diagnosis, prevalence, and a roadmap for global control programs. Ann. N. Y. Acad. Sci. 1430（1）, 2018, 3-43.
8）慈恵大学. 建学の精神.（http://www.jikei.ac.jp/jikei/history_2.html, 2023年9月閲覧）.
9）Mayo, AA. et al. Seasonal ataxia : A case report of a disappearing disease. Afr. Health Sci. 14（3）, 2014, 769-71.

第3章 水溶性ビタミン

コラム 栄養素のマメ知識
カイコでビタミンB1欠乏？

諸外国で食べられている食品のなかには、ビタミンB1を分解する酵素「チアミナーゼ」を含むものがあります。アフリカ・ナイジェリア西部では、疲労感、振戦、嘔吐、めまいなどの、季節性失調（seasonal ataxia）とよばれる症状が、雨季（7～10月）に多発していました。原因は長らく不明でしたが、のちにこの地域でたんぱく源として摂取されているカイコの一種（anaphe venata）の幼虫が耐熱性チアミナーゼを含み、ビタミンB1欠乏をもたらしていることがわかりました。35歳女性のケースでは、焼いたカイコの幼虫を摂取した2時間後に嘔吐が生じ、生理食塩液、リンゲル液とともにビタミンB群の静注および内服により72時間以内に症状が消失したとのことです[9]。

2 ビタミン B₂

一般社団法人是真会長崎リハビリテーション病院
法人本部教育研修部副部長・栄養管理室室長　西岡心大　にしおか・しんた

ビタミン B₂ の特徴

ビタミン B₂ とは

　ビタミン B₂ はリボフラビンともよばれる、1879 年に乳清中から発見された水様性ビタミンです[1]。水溶液中では弱塩基としてはたらき、蛍光性を有しています。また光に弱く、アルカリ性溶液中ではルミフラビン、中性溶液ルミクロムという不活性型にそれぞれ分解されます[1]。食品中のビタミン B₂ の大半は、リボフラビンの活性型であるフラビンモノヌクレオチド（FMN）とフラビンアデニンジヌクレオチド（FAD）のかたちで存在しており、リボフラビン単体ではわずかしか含まれていません。FMNと FAD はエネルギーや栄養素の代謝にかかわる補酵素として重要な役割を有しており、哺乳類の体内では合成できないため食事からの補給が必要です[1]。

ビタミン B₂ 摂取の推定平均必要量・推奨量・目安量

　ビタミン B₂ は、食品内ではおもに FMN や FAD として存在しています。これらは消化管でリボフラビンへ加水分解されてから小腸より吸収されるため、「日本人の食事摂取基準（2020 年版）」においてはリボフラビン重量として表されています[2]。

　ビタミン B₁ と異なり、エネルギー摂取量が増えてもビタミン B₂ の必要量は増加しないとする説もあります[1]。しかし、エネルギー産生において重要な役割を担っていることには変わりなく、「日本人の食事摂取基準（2020 年版）」においてはエネルギー消費量の推定値に基づいて、ビタミン B₂ の必要量が策定されています[2]。具体的には、1,000kcal あたり 0.50mg を参照値とし、各年齢区分における推定エネルギー必要量を乗じたものと推定平均必要量、さらに 1.2 を乗じた値を推奨量としています（表）[2]。妊婦に対する付加量はエネルギー必要量の増大を考慮した値、授乳婦に対する付加量は母乳中のビタミン B₂ 濃度と泌乳量から求めた値となっている点は、ビタミン B₁ と同様です。また、乳児についても母乳中のビタミン B₂ 濃度と基準哺乳量から目安量が策定されています。

表 ビタミン B2 の食事摂取基準 （文献2より引用）

性別	男性			女性		
年齢など	推定平均必要量	推奨量	目安量	推定平均必要量	推奨量	目安量
0〜5（月）	−	−	0.3	−	−	0.3
6〜11（月）	−	−	0.4	−	−	0.4
1〜2（歳）	0.5	0.6	−	0.5	0.5	−
3〜5（歳）	0.7	0.8	−	0.6	0.8	−
6〜7（歳）	0.8	0.9	−	0.7	0.9	−
8〜9（歳）	0.9	1.1	−	0.9	1.0	−
10〜11（歳）	1.1	1.4	−	1.0	1.3	−
12〜14（歳）	1.3	1.6	−	1.2	1.4	−
15〜17（歳）	1.4	1.7	−	1.2	1.4	−
18〜29（歳）	1.3	1.6	−	1.0	1.2	−
30〜49（歳）	1.3	1.6	−	1.0	1.2	−
50〜64（歳）	1.2	1.5	−	1.0	1.2	−
65〜74（歳）	1.2	1.5	−	1.0	1.2	−
75以上（歳）	1.1	1.3	−	0.9	1.0	−
妊婦（付加量）				+ 0.2	+ 0.3	−
授乳婦（付加量）				+ 0.5	+ 0.6	−

ビタミン B2 を多く含む食品

　　ビタミン B2 を豊富に含む食材は、卵、牛乳、牛肉・豚肉・鶏肉やその内臓（レバー、ハツ、マメ）、ほうれんそう、ブロッコリー、アーモンドなどです（**図1**）[3]。

ビタミン B2 の代謝と体内での役割

　　食品中の FMN や FAD はおもに小腸より吸収されます。FMN と FAD は食品中でたんぱく質と結合しており、胃酸や加水分解酵素のはたらきによって、まずたんぱく

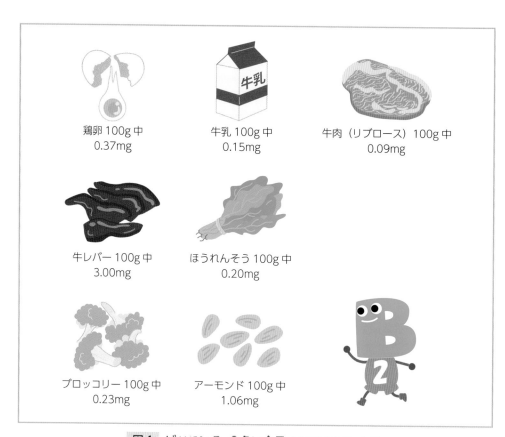

図1 ビタミン B₂ の多い食品（文献3を参考に作成）

鶏卵 100g 中
0.37mg

牛乳 100g 中
0.15mg

牛肉（リブロース）100g 中
0.09mg

牛レバー 100g 中
3.00mg

ほうれんそう 100g 中
0.20mg

ブロッコリー 100g 中
0.23mg

アーモンド 100g 中
1.06mg

質から切り離されます。さらに、小腸上皮においてアルカリフォスファターゼの作用により加水分解を受け、遊離リボフラビンとしておもに空腸からナトリウム依存的な経路で吸収されます[1]。ビタミン B₂ から光により分解・生成されたルミフラビンやルミクロムは、リボフラビンと同様にこの経路により吸収を受けるため、リボフラビンの吸収を阻害します[1]。食事以外にも、大腸内では腸内細菌叢により産生されたリボフラビンが吸収されます。食事内容によって腸内細菌によるビタミン B₂ 産生量は異なり、肉類よりも野菜類のほうがリボフラビン産生量は多いようです[1]。

　吸収されたリボフラビンは、フラボキナーゼの作用により FMN となり、さらに FAD 合成酵素により FAD へと変換されます。この反応はおもに細胞質基質で行われ、甲状腺ホルモンにより影響を受けます。また、FAD は FMN に、FMN はリボフラビンへと可逆的に変換されます（**図2**）[1]。リボフラビンより合成された FMN と

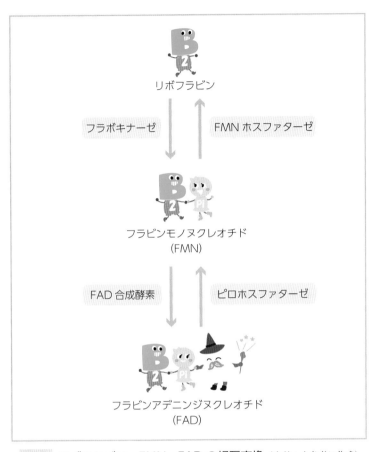

図2 リボフラビン、FMN、FAD の相互変換（文献 1 を参考に作成）

リボフラビン

フラボキナーゼ　　　　FMN ホスファターゼ

フラビンモノヌクレオチド
（FMN）

FAD 合成酵素　　　　ピロホスファターゼ

フラビンアデニンジヌクレオチド
（FAD）

　FAD は、エネルギー代謝やほかの栄養素（葉酸、ビタミン B6、ナイアシンなど）の代謝、薬物代謝などの補酵素としての役割を担っています。たとえば FAD を補酵素とするコハク酸脱水素酵素は、クエン酸回路にてコハク酸からフマル酸の合成を触媒するとともに、アデノシン三リン酸（ATP）を産生する FADH2 を生成しています。

　体内で飽和したリボフラビンは、腎臓を介して尿中に排泄されます。尿中リボフラビン排泄量は 120μg/ 日程度で、そのうち 60 ～ 70％が遊離リボフラビンです[1]。一方、近位尿細管においてはリボフラビン再吸収機構を有しており、リボフラビン欠乏症では再吸収量が増加し、逆にリボフラビンが十分に貯蔵されているときには尿細管からの排泄が増加します。

過剰・不足時の問題

過剰時の問題

　ビタミンB2の過剰摂取による害は報告されておらず、過剰症は問題にならないと考えられます[2]。栄養所要量の38倍量を単回摂取した場合でも、過剰症は観察されなかったことが報告されています[3]。

不足時の問題

　ビタミンB2欠乏症（ariboflavinosis）として、口唇炎、口角炎、舌炎、口腔の発赤や浮腫、脂漏性失神、貧血、末梢神経障害などがみられます。皮脂腺が豊富な部位（ほうれい線、鼻翼、外耳、眼瞼、会陰部など）に発赤、落屑、疼痛やかゆみなどが生じやすいとされ、これは眼・口腔性器症状群（oculo-orogenital syndrome）ともよばれています（図3）[4]。そのほか、骨髄形成不全による正球性正色素貧血、網状赤血球や白血球、血小板の減少、末梢神経障害、知覚・温度覚障害などが生じることが報告されています[4]。ただし、ビタミンB2単独で生じることは少なく、関連するほかのビタミン（ビタミンB6、葉酸、ナイアシンなど）の欠乏を伴うことが多いようです。

　疾患のなかには、ビタミンB2欠乏症のリスクを高めるものがあります。先天性心疾患やアルコール依存症患者は、とくにビタミンB2欠乏のリスクが高く、注意が必要とされます[4]。また、甲状腺機能低下症や副腎機能不全では、リボフラビンからFADや

コラム　栄養素のマメ知識

ビタミン B2 欠乏症の症例報告

　世界的な医学誌である『The New England Journal of Medicine』には、ビタミンB2・B6欠乏症を呈した症例が報告されています[5]。症例は48歳男性で、数ヵ月にわたり1日150gのアルコールと、多量の牛肉と豚肉を摂取し、穀類や野菜はほとんど摂取していませんでした。6ヵ月前から口角炎、会陰部の炎症、目の充血などを認め、超音波検査では肝腫大と脂肪肝が認められました。血中ビタミンB2・B6濃度は著明に低下しており、100mg/日のリボフラビン静脈投与と150mg/日のピリドキシン経口投与により、10日以内に皮膚症状は消失したそうです[5]。

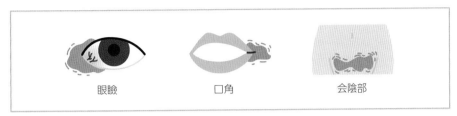

眼瞼　　　　　　　口角　　　　　　　会陰部

図3 ビタミンB₂欠乏症でみられる眼瞼、口角、会陰部の皮膚炎（文献4を参考に作成）

FMNへの変換が阻害されます[1]。さらに、糖尿病、外傷、経口避妊薬の使用は尿中へのリボフラビンの排泄を促進します。これらの疾患の患者では、ビタミンB₂欠乏症の出現に注意を払う必要があるかもしれません。

引用・参考文献

1) Said, HM. et al. "Riboflavin". Modern Nutrition in Health and Disease. 11th ed. Ross, CA. et al. ed. Baltimore, Wolters Kluwer Health, Lippincott Williams & Wilkins, 2013, 325-30.
2) 厚生労働省.「日本人の食事摂取基準（2020年版）」策定検討会報告書.（https://www.mhlw.go.jp/stf/newpage_08517.html, 2023年9月閲覧）.
3) 文部科学省. 日本食品標準成分表2020年版（八訂）.（https://www.mext.go.jp/a_menu/syokuhinseibun/mext_01110.html, 2023年9月閲覧）.
4) Heimburger, DC. "Clinical Manifestations of Nutrient Deficiencies and Toxicities". 前掲書1). 757-70.
5) Friedli, A. et al. Images in clinical medicine. Oculo-orogenital syndrome : A deficiency of vitamins B₂ and B₆. N. Engl. J. Med. 350（11）, 2004, 1130.
6) Simoni, RD. et al. Nutritional biochemistry and the discovery of vitamins : The work of elmer verner mccollum. J. Biol. Chem. 277（19）, 2002, E8-10.
7) Carpenter, KJ. A short history of nutritional science : Part 3（1912-1944）. J. Nutr. 133（10）, 2003, 3023-32.

 栄養素の マメ知識

ビタミン B₂ の発見

　1900年代初頭、米国南部では原因不明の皮膚病変（ペラグラ）を生じる患者が増加していました。公衆衛生担当者であったJoseph Goldbergerは食事の偏りに由来するのではないかと疑い、ペラグラ犬に対してイースト菌を与えると症状が改善することを示しました[7]。ペラグラは後にナイアシン欠乏症であることが明らかとなりますが、イースト菌の研究がすすみ、1935年にはリボフラビンの単離に成功します[7]。その後、口腔病変を示す症例にリボフラビンが著効することも示され[7]、必須栄養素としてのリボフラビンの位置づけは確固たるものとなっていきました。

3 ナイアシン

静岡県立大学食品栄養科学部栄養生命科学科教授 **新井英一** あらい・ひでかず
静岡県立大学食品栄養科学部栄養生命科学科助教 **川上由香** かわかみ・ゆか

ナイアシンの特徴

ナイアシンとは

ナイアシンは、ニコチン酸（ピリジン3-カルボン酸、ビタミンB_3）およびニコチンアミド（ニコチン酸アミド、ナイアシンアミド）と同じ生物活性を示す誘導体をさします。体内では、多くの脱水素酵素の補酵素としてはたらくニコチンアミドアデニンジヌクレオチド（NAD）やニコチンアミドアデニンジヌクレオチドリン酸（NADP）の構成成分として存在します。

糖質、脂質、たんぱく質の代謝、アデノシン三リン酸（ATP）産生、ステロイドホルモンの生合成に関与し、またエネルギー代謝反応における数多くの酸化還元酵素の補酵素としてもはたらきます。ナイアシンは、アルコール脱水素酵素反応にも関与しており、アルコール代謝の過程でできるアセトアルデヒドの分解にも必要な成分であるため、アルコール摂取量が多い人ほど、その需要が増えます。ニコチンアミドはニコチン酸よりも水、アルコール、エーテルに溶けやすく、両化合物はともに熱、酸、アルカリおよび光に対して安定性を示します。

ナイアシンは体内で必須アミノ酸の一種であるトリプトファンからも合成され、トリプトファン60mgからニコチンアミド1mgが合成されます。またヒトでは、腸内細菌がトリプトファンからのナイアシン合成も行っています。そのため、さまざまな食材を摂取する食生活をしている場合、欠乏症に陥ることは少ないとされています。

ナイアシン摂取の推定平均必要量・推奨量・目安量・耐容上限量

「日本人の食事摂取基準（2020年版）」[1]におけるナイアシン摂取量は、ナイアシンの欠乏症であるペラグラの発症を予防できる最小摂取量のエビデンスをもとに、指標として推定平均必要量、推奨量が設定されています。乳児の摂取量は母乳中のニコチンアミド濃度および基準哺乳量から目安量を設定しています。

ナイアシン活性を有する化合物は、ニコチン酸、ニコチンアミドおよびトリプトフ

ァンであり、トリプトファンのナイアシンとしての活性が、重量比で1/60と報告されているため、ナイアシン当量（NE）として「ナイアシン当量（mgNE）＝ナイアシン（mg）＋1/60トリプトファン（mg）」の式が利用されています[1]。

　ナイアシンはエネルギー代謝に関与するため、推定平均必要量はエネルギーあたりの値として算出されています。過去の報告において、欠乏症状を示さない最小ナイアシン摂取量は4.8mgNE/1,000kcalであったことから、この値を成人（18〜64歳）の推定平均必要量算定の参照値とし、対象年齢区分の推定エネルギー必要量を乗じて推定平均必要量が算定されています。また、推奨量は推定平均必要量に算定係数の1.2を乗じて算出されています。

　現在、日常の食生活を行っている人が過剰なナイアシンを摂取し、健康障害を認めたという報告はありません。一方、ニコチン酸あるいはニコチンアミドの誘導体が糖尿病や脂質異常症の治療薬として使用されており、誘導体の大量投与による副作用（消化器系や肝障害）が報告されています[1]。サプリメントや強化食品などの普及を鑑み、成人を対象とした大量摂取によるデータがないため、参照値として、成人のニコチンアミドの耐容上限量が5mg/kg体重/日、ニコチン酸の耐容上限量が1.25mg/kg体重/日として算出されています。この値をもとに、各年齢区分の参照体重、性別ごとの耐容上限量が設定されています。

ナイアシンを含む食品

　ナイアシンは動物性食品、植物性食品ともに広く含まれています。比較的多く含まれる食品は、鶏、豚、レバーなどの肉類、かつおやまぐろなどの魚介類です。100gあたりで比較すると、きのこ、らっかせいや大豆にも含まれていますが、1回の常用量が少ないため、考慮が必要です。さらに、ナイアシンは水溶性であるため、調理など煮汁への損失を考慮しなければなりません。

ナイアシンの代謝と体内での役割

ナイアシンのはたらき

　ナイアシンの補酵素型はニコチンアミドを含むNADおよびNADPであり（図1）、生体における多くの酸化還元反応で電子受容体や水素供与体として作用します。組織内のNAD濃度は細胞外のニコチンアミド濃度によって調節され、細胞外のニコチン

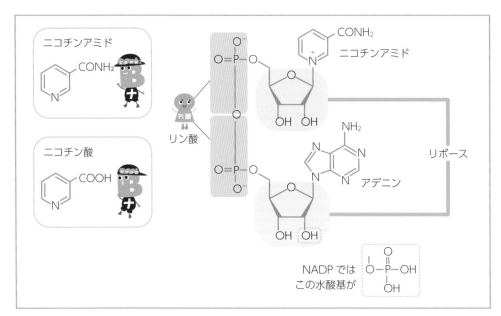

図1 ナイアシン（ニコチンアミド、ニコチン酸）と補酵素型（NAD）

アミド濃度は肝臓にて制御されています。NADは細胞内呼吸に必要な電子運搬体として機能し、またグリセルアルデヒド-3-リン酸、乳酸、α-ケトグルタル酸などの脱水素酵素といったエネルギー関連分子の酸化にかかわる酵素の補酵素として機能します。NADPは脂肪酸やステロイド合成といった還元性生合成において水素供与体として機能し、ペントースリン酸経路にてグルコース-6-リン酸からリボース-5-リン酸への酸化といった脱水素酵素反応の補酵素として機能します。

ナイアシンの代謝

　ニコチン酸とニコチンアミドは、胃および小腸にて速やかに、ほぼすべてを吸収することができます。ニコチンアミドは血中において主要な形態であり、小腸粘膜および肝臓にてNADがNADグリコヒドラーゼにより加水分解されることによって生じ、NADを合成する組織に運ばれます。組織はニコチン酸とニコチンアミドを単純拡散にて取り込み、一方、赤血球では促進輸送によって取り込まれます。

　ナイアシンは、キノリン酸からも生合成されます（図2）。哺乳類では、キノリン酸は食事中のトリプトファンからキヌレニン経路を経て生成され、さらにニコチン酸モノヌクレオチドに転換されます。この転換はキノリン酸ホスホリボシルトランスフェ

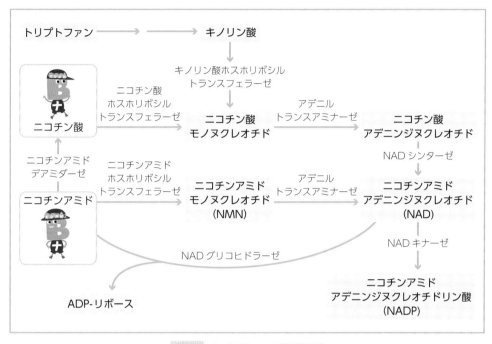

図2 ナイアシンの代謝経路

ラーゼという酵素によって調節されます。食事中のトリプトファンからナイアシンへの転換効率はさまざまな栄養因子やホルモンの影響を受け、ビタミンB_6、ビタミンB_2（リボフラビン）、鉄が欠乏すると、転換量が少なくなり、トリプトファン、ナイアシンの摂取を制限すると転換効率が高まります。

過剰・不足時の問題

過剰時の問題

脂質異常症の治療薬としてニコチン酸誘導体を使用していますが、大量投与により、血管が拡張し、皮膚が赤くなってかゆみが出ることや、痛風および血糖値の上昇を伴うことがあります。

不足時の問題

トリプトファン含有量の少ないとうもろこしを主食とする地域において、ナイアシンの欠乏症であるペラグラが起こることが報告されています[1]。ペラグラの症状は、

皮膚、口腔粘膜、消化管の炎症や変性、下痢、精神・末梢神経障害などです。皮膚の症状が特徴的で、日焼けに似た暗赤色の発疹が観察され、日光にあたると悪化することも報告されています（光線過敏症）[2]。消化管の変性に伴い、嘔吐、下痢および便秘などを生じます。

　また、アルコール依存症患者にペラグラが発症するケースがあります。さらに、常染色体劣性遺伝病であるハートナップ病患者は、小腸と腎臓でトリプトファンやほかのモノカルボン酸を吸収する機構を欠いているため、ペラグラを発症することも報告されています[3]。

引用・参考文献

1）厚生労働省.「日本人の食事摂取基準（2020年版）」策定検討会報告書.（https://www.mhlw.go.jp/stf/newpage_08517.html, 2023年10月閲覧）.
2）杉田篤子ほか. ナイアシン欠乏と皮膚免疫. 日本臨床免疫学会会誌. 38（1）, 2015, 37-44.
3）Oakley, A, et al. Hartnup disease presenting in an adult. Clin. Exp. Dermatol. 19（5）, 1994, 407-8.

コラム　栄養素のマメ知識
ニコチンアミドモノヌクレオチド（NMN）とは

　加齢に伴い NAD^+ が減少することが報告されており、その結果、核の損傷やミトコンドリアの活性低下をひき起こします。そのため、NADの前駆体であるNMNを補うことで、速やかにNADに変換され、老化や寿命をコントロールする酵素であるサーチュイン（哺乳類はSIRT1）のはたらきを活性化することが報告されています。SIRT1たんぱく質が作用すると、インスリン分泌の促進や、糖や脂肪の代謝を促進するなどが報告されており、NMN摂取が健康寿命に対して重要な役割を有すると期待されています[1]。

4 ビタミン B₆

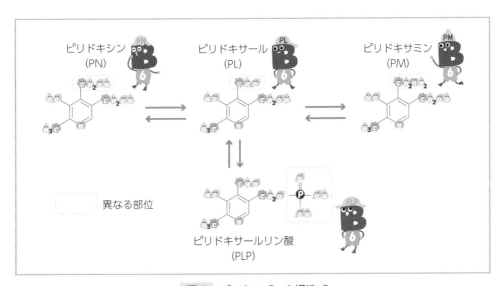

静岡県立大学食品栄養科学部栄養生命科学科教授　**新井英一** あらい・ひでかず
静岡県立大学食品栄養科学部栄養生命科学科助教　**川上由香** かわかみ・ゆか

ビタミン B₆ の特徴

ビタミン B₆ とは

　　ビタミン B₆ は、遊離型のピリドキシン（PN）、ピリドキサール（PL）、ピリドキサミン（PM）およびこれらのリン酸化型であるピリドキシン 5-リン酸（PNP）、ピリドキサール 5-リン酸（PLP）、ピリドキサミン 5-リン酸（PMP）からなる複素環化合物です（**図 1**）。また、リン酸化合物は、消化管にて脱リン酸化を受け、体内に取り込まれます。ビタミン B₆ は PLP として、たんぱく質の分解、再合成の補酵素としてはたらく重要な栄養素であるため、たんぱく質を多く摂取している人ほど、その必要量が増加します。さらに、脂質の代謝にもかかわっており、脂肪肝や脂漏性皮膚炎を防ぐことも報告されています[1]。

ピリドキシン
(PN)

ピリドキサール
(PL)

ピリドキサミン
(PM)

異なる部位

ピリドキサールリン酸
(PLP)

図 1 ビタミン B₆ の構造式

ビタミン B6 摂取の推定平均必要量・推奨量・目安量・耐容上限量

　　ビタミン B6 の必要量は、たんぱく質代謝に大きく関与し、アミノ酸異化に応じて高まることから、たんぱく質摂取量を考慮し算出されています。これまで、ビタミン B6 の欠乏により神経障害の発生が観察されていること、また血漿 PLP 濃度が体内のビタミン B6 貯蔵量を反映すること、さらに血漿 PLP 濃度を 30nmol/L 以上に維持することで欠乏症状を回避することができることを鑑み、推定平均必要量を算出しています。血漿 PLP 濃度を 30nmol/L に維持するためのビタミン B6 量は、PN 摂取量として 0.014mg/g たんぱく質であることの報告を受け、さらに各年齢区分のたんぱく質の推奨量を乗じて推定平均必要量は算定されています。また、ビタミン B6 推奨量は、推定平均必要量に算定係数 1.2 を乗じて算出されています（成人男性 1.4mg/ 日、成人女性 1.1mg/ 日）[1]。

　　妊婦は胎盤や胎児に必要な体たんぱく質の合成に対する要求量が増えるため、ビタミン B6 付加量は非妊娠時での PN の推定平均必要量の値と妊娠期のたんぱく質の蓄積量をもとに算定されています（0.2mg/ 日）[1]。また、授乳婦の推定平均必要量としての付加量は、母乳中のビタミン B6 濃度（0.25mg/L）に泌乳量および生体利用率を考慮し、0.3mg/ 日としています[1]。さらに乳児においても同様な状況を踏まえ、目安量として算出されています（男児女児ともに 0 ～ 5 ヵ月：0.2mg/ 日、6 ～ 12 ヵ月：0.3mg/ 日）[1]。

　　一方、PN 大量摂取時に感覚性ニューロパシーという健康障害を生じた報告をもとに、健康障害非発現量を 300mg/ 日とし、各年齢区分の参照体重と年齢区分に応じて、耐容上限量が算出されていいます[1]。

ビタミン B6 を多く含む食品

　　ビタミン B6 は、遊離型および結合型として食品中に広く存在します。なかでも肉類、魚介類、全粒穀類、野菜類およびナッツ類は優れた供給源です。調理などの過程で、ビタミン B6 の数％から半分程度まで失われることも報告されています。植物性食品には、PN およびピリドキシン-β-D- グルコシド（PNG）および PNP を含んでおり、動物性食品は PL や PLP を多く含んでいます。さらに、食事以外では腸内細菌によっても合成され、供給されています。

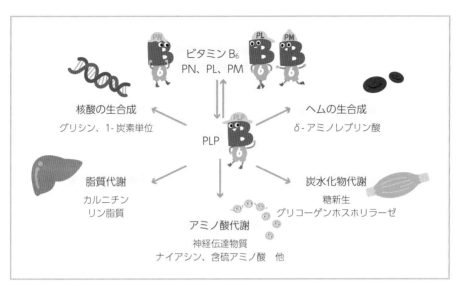

図2 ピリドキサールリン酸（PLP）の関与を必要とする細胞内の代謝

ビタミン B₆ の代謝と体内での役割

ビタミン B₆ のはたらき

　ビタミン B₆、とくに PLP は、多くの特定の細胞にて多様かつ必須の役割を有します（**図2**）。ビタミン B₆ は、トランスアミナーゼ（アミノ基転移酵素）やデカルボキシラーゼ（脱炭酸酵素）などといったアミノ酸の代謝にかかわる酵素の補酵素としてはたらきます。トランスアミナーゼでは、a-ケト酸と PMP の生成を触媒し、アミノ酸代謝とケト原性および糖原性反応の間のインターフェース役としてもはたらきます。デカルボキシラーゼは、神経組織における多くの作用に関与するアミン類（例：エピネフリン／ノルエピネフリン、セロトニン、および γ-アミノ酪酸）の不可逆的な合成を触媒します。また、たんぱく質の再合成にもかかわっており、皮膚を健康に保つことや、発育を促進します。

　PLP はたんぱく質代謝のみならず、糖・脂質代謝においても重要な役割を果たします。糖原性アミノ酸のアミノ基転移作用による糖新生に必要であることや、グリコーゲン分解酵素であるグリコーゲンホスホリラーゼの補酵素としても知られています。脂質代謝では、スフィンゴ脂質を生合成する酵素の必須成分であることや、ミトコン

ドリアにおけるβ酸化のために、長鎖脂肪酸を移送するカルニチンの合成、リン脂質の生合成にも関与しています。さらに、核酸の生合成、ヘモグロビンの生成、抗体やホルモンの生成にもはたらくため免疫機能を保ち、アレルギー症状を緩和するなど補酵素としても重要な役割を果たしています。

ビタミン B_6 の代謝

摂取したビタミン B_6、とくにリン酸化型（PLP など）は、小腸上皮細胞膜に存在するアルカリフォスファターゼによって脱リン酸化され、遊離型となり単純拡散によって取り込まれます。また、肝細胞質中に存在するアデノシン三リン酸（ATP）依存性のピリドキサールキナーゼによって、5'-リン酸化型となり全身に供給されます。PLPは、血漿中のアルブミンや赤血球中のヘモグロビンのようなたんぱく質とシッフ塩基のかたちで結合しています。血漿中に存在するビタミン B_6 は 90％以上が PLP ですが、体内に存在する総ビタミン B_6 量の約 0.1％程度しかありません。腎疾患において、血漿アルカリフォスファターゼ活性が上昇する条件下では、血漿 PLP 濃度が低下し、PL濃度が上昇します。

活性型 PLP への変換にかかるおもな臓器は肝臓であり、ピリドキサールキナーゼとピリドキシン-5'-リン酸酸化酵素との連携反応によって生じます。一方、ビタミン B_6 の分解代謝がもっとも活発に行われている臓器も肝臓です。腎臓なども関与し、PL から尿中に排泄される 4-ピリドキシン酸への変換に関与するアルデヒド酸化酵素のような酸化過程に関与します。4-ピリドキシン酸は主要な異化代謝産物の一つですが、ヒトの場合、1 日に摂取されたビタミン B_6 の約半分がこのかたちで排泄されます。しかし、PN を多量に摂取した場合、5'-ピリドキシン酸の排泄量が増加します。

過剰・不足時の問題

過剰時の問題

ビタミン B_6 の過剰症はあまり報告がありませんが、一度に大量に摂取すると神経障害を生じることがあります。また、月経前症候群、喘息および知覚神経異常症の治療のために、1g/ 日以上のビタミン B_6 多量投与により神経障害を生じることが報告されています[2]。

不足時の問題

　ビタミン B_6 は腸内細菌で合成されるため欠乏を呈しにくいですが、欠乏するとアミノ酸の代謝異常が起こり、皮膚炎や口内炎、貧血、神経障害などの症状を呈します。また、ほかのビタミン B 群の欠乏と同時に生じることもあります。一方、高齢者やアルコール依存症などを呈する者は、ビタミン B_6 や他の微量栄養素の欠乏症を伴い、危険性が高まります。

　ビタミン B_6 が不足すると 1 週間以内に血漿 PLP 濃度の減少、そして尿中ビタミン B_6 や 4-ピリドキシン酸の排泄量が減少します。肝臓においてトリプトファンを代謝するキヌレニナーゼ活性が減少することや、血清および赤血球中のトランスアミナーゼ活性が減少し、3 週間以内に脳波の異常が観察されます。若い患者の場合、ビタミン B_6 欠乏によりてんかん様けいれん症状を示します。さらに、口唇症、舌炎を伴う皮膚症状も発症します。また、妊娠中はホルモンバランスの乱れから、ビタミン B_6 が欠乏しやすくなります。つわりはトリプトファンの代謝異常が原因の一つと考えられており、ビタミン B_6 を投与することによって症状が軽減することがあります。

引用・参考文献

1) 厚生労働省.「日本人の食事摂取基準（2020 年版）」策定検討会報告書.（https://www.mhlw.go.jp/stf/newpage_08517.html, 2023 年 10 月閲覧）.
2) Schaumburg, HH. et al. Sensory neuropathy from pyridoxine abuse : a new megavitamin syndrome. N. Engl. J. Med, 309 (8), 1983, 445-8.

コラム　栄養素のマメ知識
ビタミン B_6 と疾患の関係

　ビタミン B_6 は補酵素として、ホモシステインからシスタチオニンを経てシステインに変換します。ホモシステイン血症が動脈硬化による脳卒中、心血管疾患のリスクを高めることが指摘されています。ホモシスチン尿症それに付随して生じるホモシステイン血症は、シスタチオニン合成酵素の活性低下およびビタミン B_12 依存性酵素であるメチオニン合成酵素の活性が低いこととも関連しています。そのため、葉酸やビタミン B_12 と同様に、ビタミン B_6 の不足にも注意が必要です。

5 葉酸

滋賀県立大学人間文化学部生活栄養学科教授　**辰巳佐和子** たつみ・さわこ

滋賀県立大学人間文化学部生活栄養学科講師　**安澤俊紀** やすざわ・としのり

葉酸の特徴

葉酸とは

　葉酸（folic acid）という名前は、ほうれんそうの葉（folium：ラテン語で「葉」）のなかにある酸性（acid）の物質として発見されたことに起因します。葉酸は自然の食品中であれば葉酸塩（folate）として、サプリメントや栄養強化食品中には合成葉酸（folic acid）として存在します。葉酸は、ビタミンB群の水溶性のビタミンであり、プテロイルモノグルタミン酸（モノグルタミン酸型）およびその派生物の総称です。葉酸ファミリーの共通の構造的特徴は、プテリジン二環リング、p-アミノ安息香酸、そして1つもしくはそれ以上のグルタミン酸残基を含みます[1]。

　野菜などに含まれる葉酸塩は、還元化されたテトラヒドロ葉酸（THF）型であり、5～8個のグルタミン酸残基が結合したポリグルタミン酸型を典型とします（**図1**）[1]。

　葉酸補酵素（プテロイルモノグルタミン酸）は、プリンヌクレオチドやデオキシピリミジンヌクレオチドの合成に関与します。つまり、核酸（DNAやRNA）に重要な役割を担います。また葉酸は、赤血球をつくるための前駆細胞の成熟に不可欠です。そのため、造血のビタミンともいわれます。

葉酸摂取の推奨量

　「日本人の食事摂取基準（2020年版）」では、食事からの葉酸摂取における推奨量として、18歳以上の男女ともに240μg/日とされています[2]。妊娠を計画している、あるいは妊娠初期の女性は、胎児の神経管閉鎖障害のリスクの低減や予防のためには、通常の食事に加えて、サプリメントや食品中に強化される葉酸（プテロイルモノグルタミン酸）として400μg/日摂取することが望まれると示されています[2]。

葉酸を多く含む食品

　葉酸が多く含まれている食品は、ほうれんそうなどの緑葉野菜やレバーなどがあげられます（**表**）[3]。

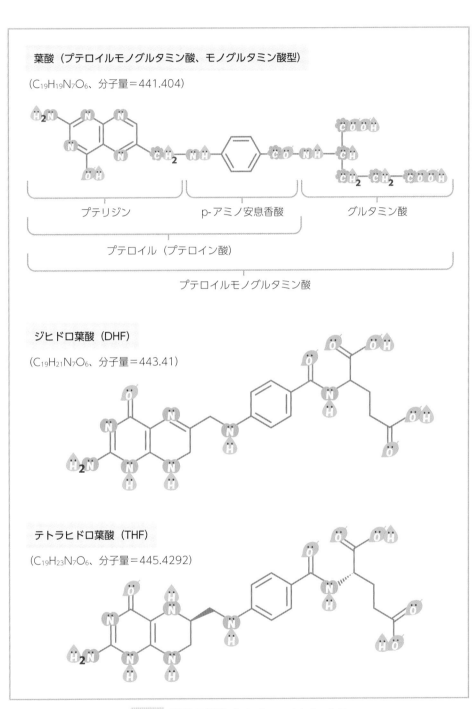

図1　葉酸の構造式（文献1、2を参考に作成）

表 葉酸を多く含む食品（文献 3 を参考に作成）

	食品名	葉酸 (μg)		食品名	葉酸 (μg)
穀類	キヌア	190	果実類	ドライマンゴー（乾燥）	260
	ロールパン	38		キウイフルーツ・緑肉種（生）	37
	玄米	27		いちご（生）	90
種実類 ・ 豆類類	らっかせい（いり）	60		アボカド（生）	84
	きな粉（全粒大豆）	250	藻類	焼きのり	1,900
	ごま（いり）	150		味つけのり	1,600
	糸引き納豆	120		わかめ（素干し）	82
野菜類	アスパラガス（生）	190	魚介類	かたくちいわし（田作り）	230
	えだまめ（ゆで）	260		いくら	100
	ブロッコリー（花序・ゆで）	120		しらす干し（半乾燥）	58
	ほうれんそう（生）	210		さくらえび（乾燥）	230
	しゅんぎく（生）	190	肉類	鶏レバー（生）	1,300
	こまつな（葉・生）	110		牛レバー（生）	1,000
	サニーレタス（葉・生）	120		豚肉・レバー（スモーク）	310
	西洋かぼちゃ（ゆで）	38	卵類	鶏卵・全卵（生）	49
				鶏卵・卵黄（生）	150

※食品 100g 中

葉酸の代謝と体内での役割

葉酸の吸収と排泄

　　食品中に含まれているポリグルタミン酸型の葉酸は、グルタミン酸カルボキシペプ
チダーゼⅡ（GCPⅡ）によって空腸でモノグルタミン酸型に加水分解され、おもにプ
ロトン結合型葉酸トランスポーター（PCFT）によって吸収されます。血液循環中の
葉酸は、特異的なトランスポーターによって細胞内に取り込まれる前は、遊離した状
態やたんぱく質と結合した状態で存在します。小腸粘膜で吸収されて、門脈循環に流
れる前に、ジヒドロ葉酸（DHF）に、続いてテトラヒドロ葉酸（THF）に還元され、

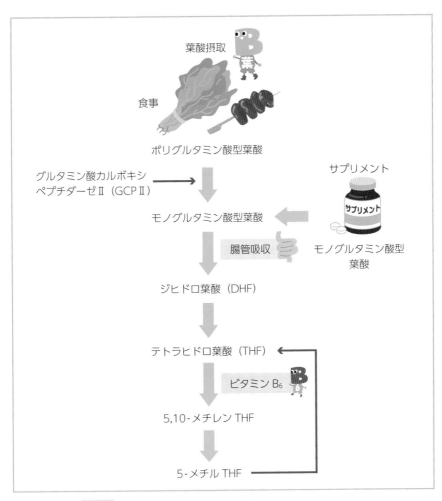

図2 葉酸吸収と一連の葉酸補酵素 （文献1を参考に作成）

5-メチルTHFに代謝されます。代謝された5-メチルTHFは細胞内に取り込まれます（**図2**）[1]。また、たんぱく質に結合していない血漿中の葉酸画分は、腎臓の糸球体で濾過されますが、多くの葉酸は腎臓近位尿細管で再吸収されます。そのため、通常の葉酸摂取量では尿中に排泄されることはほとんどありません。

葉酸・メチオニン代謝

　細胞内の葉酸は一連の補酵素に変換されヌクレオチド、アミノ酸の合成などにとって重要な一炭素（1-C）ユニットの運び屋としてはたらきます。1-Cユニットはプリン体、チミジル酸（dTMP）の生合成に利用されます。一方で葉酸1-Cユニットは、

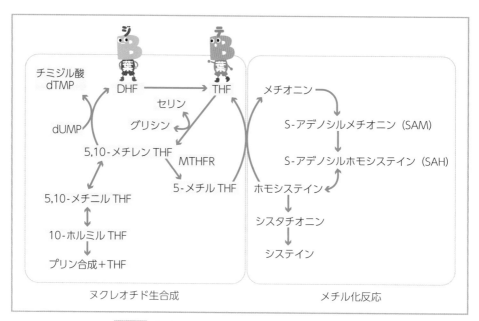

図3 葉酸・メチオニン代謝（文献1を参考に作成）

メチオニン合成に利用されます。メチオニンは必須アミノ酸であり、食事から摂取する必要があります。しかし、ホモシステインを再メチル化することで、メチオニンを生合成できます。

また、ホモシステインの再メチル化には、5,10-メチレンTHFが、メチレンテトラ

栄養素のマメ知識 コラム
葉酸代謝酵素であるMTHFR遺伝子型とは

　体内で葉酸が活性型の5メチルテトラヒドロ葉酸になるために必要なメチレンテトラヒドロ葉酸還元酵素（MTHFR）には、遺伝子多型（C677T）が存在します。TT型の人は、CC型やCT型に比べ、酵素の活性が低く、食事から摂取した葉酸が体内で利用されにくいタイプの遺伝子です。MTHFR多型と葉酸不足によるホモシステインの増加と認知症[4]、小血管脳梗塞[5]の発症リスクとの関連もわかってきました。そのため、TT型の人は、現在の推奨量以上の摂取が必要であると考えられています。

ヒドロ葉酸還元酵素（MTHFR）により 5-メチル THF となる必要があります。5-メチル THF はホモシステインが再メチル化し、メチオニンとなるための基質であるからです（**図3**）[1]。

過剰・不足時の問題

過剰時の問題

葉酸は過剰摂取をしても尿中へ排泄されます。また、通常の食事では過剰摂取になることはありません。しかし、ビタミン B_{12} の摂取不足である人が、サプリメントなどでモノグルタミン酸型葉酸を過剰に摂取すると、ビタミン B_{12} 欠乏による巨赤芽球性貧血（悪性貧血）を隠してしまう危険があります。

不足時の問題

葉酸摂取不足により、欠乏状態になるとビタミン B_{12} 欠乏と同様に巨赤芽球性貧血が生じます。数多くの疫学研究より、葉酸欠乏による血清中のホモシステイン濃度の上昇が、動脈硬化を誘発することがわかっています。母体が葉酸不足状態であると、胎児の神経管閉鎖障害や無脳症をひき起こします。また、葉酸が欠乏している食事と慢性的なアルコール摂取では、アルコール性肝障害の発症を早めることがわかっています。

コラム 栄養素のマメ知識
胎児の障害を減らすための葉酸摂取の工夫

「妊娠を計画している女性、妊娠の可能性がある女性および妊娠初期の妊婦は、胎児の神経管閉鎖障害のリスク低減のために、通常の食品以外に含まれる葉酸（プテロイルモノグルタミン酸）を 400μg/ 日摂取することが望まれる」[2] とされています。サプリメントなどから摂取すべき、追加分の 400μg/ 日をとる工夫として、最近ではプテロイルモノグルタミン酸が含まれた食パンや牛乳、強化米、グミなどさまざまな商品が販売されています。ただし、プテロイルモノグルタミン酸の利用効率は約 85％になるので（緑黄色野菜などの通常食品の利用効率は 50％）、過剰摂取には注意が必要です。通用の食品、葉酸が強化された食品やサプリメントをバランスよく摂取することが望まれます。

引用・参考文献

1）小川佳宏ほか翻訳編集. "葉酸". 最新栄養学：専門領域の最新情報. 第 10 版. 木村修一ほか翻訳監修. 東京, 建帛社, 2014, 285-304.

2）厚生労働省.「日本人の食事摂取基準（2020 年版）」策定検討会報告書.（https://www.mhlw.go.jp/stf/newpage_08517.html, 2023 年 10 月閲覧）.

3）文部科学省. 日本食品標準成分表 2020 年版（八訂）.（https://www.mext.go.jp/a_menu/syokuhinseibun/mext_01110.html, 2023 年 10 月閲覧）.

3）厚生労働省. 令和元年国民健康・栄養調査報告.（https://www.mhlw.go.jp/content/001066903.pdf, 2023 年 10 月閲覧）.

4）Hu, Q. et al. Homocysteine and Alzheimer's Disease : Evidence for a Causal Link from Mendelian Randomization. J. Alzheimers Dis. 52（2）, 2016, 747-56.

5）Larsson, SC. et al. Modifiable pathways in Alzheimer' s disease : Mendelian randomisation analysis. BMJ. 359, 2017, j5375.

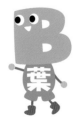

6 ビタミン B$_{12}$

学校法人和洋学園和洋女子大学家政学部健康栄養学科准教授 **多賀昌樹** たが・まさき

ビタミン B$_{12}$ の特徴

ビタミン B$_{12}$ とは

　ビタミン B$_{12}$ は微生物によってのみ合成され、動物の肝臓に貯蔵されています。ビタミン B$_{12}$ は、赤色の針状結晶であり、水やアルコールに溶けやすい性質をもっています。中心部にコバルト（Co）を含有する化合物（コバミド）であり、アデノシルコバラミン、メチルコバラミン、スルフィトコバラミン、ヒドロキソコバラミン、シアノコバラミンがあります（**図1**）[1]。

　食物と組織中では5-デオキシアデノシルコバラミン、血中ではメチルコバラミンのかたちで存在しています。ビタミン B$_{12}$ の腸管吸収には、内因子（IF）やハプトコリンとよばれるビタミン B$_{12}$ 結合たんぱく質と内因子 - ビタミン B$_{12}$ 複合多受容体が関与しています。食品中のビタミン B$_{12}$ は、たんぱく質と結合しており、胃酸やペプシンの作用で遊離します。遊離したビタミン B$_{12}$ は、唾液由来のハプトコリンと結合し、次いで十二指腸においてハプトコリンが膵液中のたんぱく質分解酵素のトリプシンによって部分的に消化されます。ハプトコリンから遊離したビタミン B$_{12}$ は、胃の壁細胞から分泌された内因子と結合します。この内因子 - ビタミン B$_{12}$ 複合体（B-12-IF）は腸管を下降し、主として回腸の遠位3分の1の刷子縁膜微絨毛に分布する受容体に結合した後、腸管上皮細胞に取り込まれます（**図2**）[2]。

　ビタミン B$_{12}$ の吸収は、胃切除患者や萎縮性胃炎の高齢者では低下します。食事あたり2μg程度のビタミン B$_{12}$ の摂取により、内因子を介した吸収機構が飽和するため、それ以上のビタミン B$_{12}$ を摂取しても生理的には吸収されません。よって、ビタミン B$_{12}$ を豊富に含む食品を多量に摂取した場合、吸収率は顕著に減少します。また、胆汁中には多量のビタミン B$_{12}$ 化合物が排泄されますが（平均排泄量2.5μg/ 日）、約45%は内因子と結合できない未同定のビタミン B$_{12}$ 化合物です。胆汁中に排泄される真のビタミン B$_{12}$ の半数は腸肝循環により再吸収され、残りは糞便へ排泄されます。体内

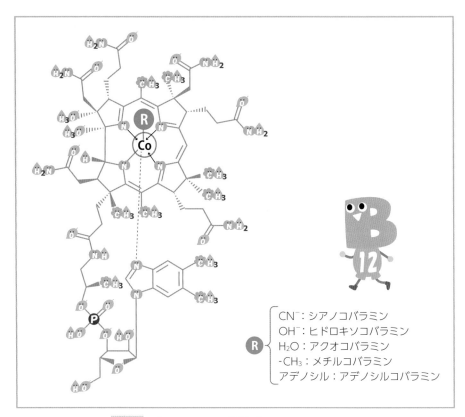

図1 ビタミン B12 の構造式 （文献 1 を参考に作成）

に吸収されたビタミン B12 は、血漿中の結合たんぱく質（トランスコバラミン）により輸送され、肝臓で補酵素型のアデノシルコバラミン、メチルコバラミン、ヒドロキソコバラミンに変化します。

ビタミン B12 摂取の推定平均必要量・推奨量

ビタミン B12 の食事摂取基準策定の基本的な考え方は、悪性貧血患者にさまざまな量のビタミン B12 を筋肉注射し、血液学的性状（平均赤血球容量が 101fL 未満）および血清ビタミン B12 濃度（100pmol/L 以上）を適正に維持するために必要な量をもとにしています。悪性貧血患者を対象として、筋肉へのビタミン B12 投与量を変化させた研究では、$1.4\mu g$/日で半数の患者の平均赤血球容積が改善されたことから、$1.5\mu g$/日程度がビタミン B12 の必要量と考えられています。悪性貧血患者では、内因子を介したビタミン B12 の腸管吸収機構が機能しないので、胆汁中に排泄されたビタミン B12

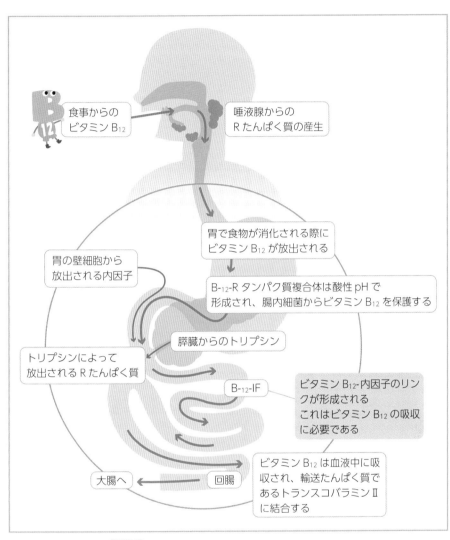

食事からの
ビタミン B12

唾液腺からの
R たんぱく質の産生

胃で食物が消化される際に
ビタミン B12 が放出される

胃の壁細胞から
放出される内因子

B-12-R タンパク質複合体は酸性 pH で
形成され、腸内細菌からビタミン B12 を保護する

膵臓からのトリプシン

トリプシンによって
放出される R たんぱく質

B-12-IF

ビタミン B12-内因子のリン
クが形成される
これはビタミン B12 の吸収
に必要である

大腸へ　回腸

ビタミン B12 は血液中に吸
収され、輸送たんぱく質で
あるトランスコバラミン II
に結合する

図2　ビタミン B12 の吸収（文献 2 を参考に作成）

を再吸収することができません。したがって、その損失量（悪性貧血患者の胆汁中の
ビタミン B12 排泄量：$0.5\mu g/$ 日）を差し引くことで、正常な腸管吸収能力を有する健
康な成人における必要量が得られ $1.0\mu g/$ 日となります。この値に、吸収率（50％）を
考慮し、推定平均必要量を $2.0\mu g/$ 日と策定しています。推奨量は、推定平均必要量
に推奨量算定係数 1.2 を乗じ、$2.4\mu g/$ 日として策定しています（**表**）[3]。

表 ビタミン B_{12} の推定平均必要量・推奨量の算定方法（文献 3 を参考に作成）

悪性貧血症患者を正常に保つために必要な平均的な筋肉内ビタミン B_{12} 投与量	1.5µg/ 日
悪性貧血症患者は胆汁中のビタミン B_{12} を再吸収できないので損失量を差し引く	− 0.5µg/ 日
小計（健康な成人に吸収されたビタミン B_{12} の必要量）	1.0µg/ 日
吸収率（50%）を補正	÷ 0.5
健康な成人の食品からのビタミン B_{12} の推定平均必要量	2.0µg/ 日
推奨量 = 推定平均必要量 × 1.2 =	2.4µg/ 日

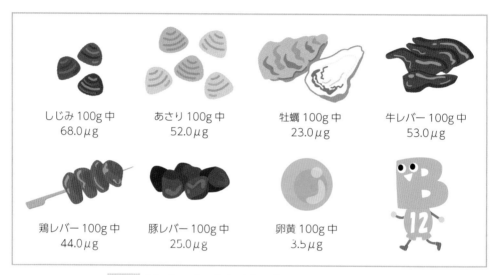

図 3 ビタミン B_{12} を多く含む食品（文献 4 を参考に作成）

ビタミン B_{12} を多く含む食品

　動物性食品のほとんどに含まれ、肝臓、腎臓、肉類、卵黄に多く含まれています（図 3）[4]。一方、植物性食品にはほとんど含まれていません。

ビタミン B_{12} の代謝と体内での役割

　活性型のビタミン B_{12} は、奇数鎖脂肪酸やアミノ酸（バリン、イソロイシン、トレオニン）の代謝、ヌクレオチドの還元、メチルマロニル CoA 異性化反応やホモシステインのメチル化反応などに補酵素として関与しています。ビタミン B_{12} は葉酸ととも

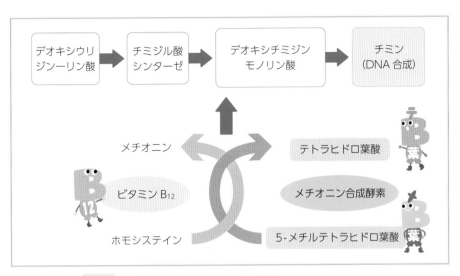

図4 葉酸とビタミン B₁₂ の代謝機能（文献5を参考に作成）

葉酸、ビタミン B₁₂ はともにビタミン B 複合体の一つであり、DNA 合成に関与する物質の補酵素として生命維持に重要なビタミンである。ホモシステインは必須アミノ酸の一つであり、メチオニン合成酵素の作用で、5-メチルテトラヒドロ葉酸からメチル基を移転して再メチル化することでメチオニンとなる。このとき、ビタミン B₁₂（メチルコバラミン）がメチオニン合成酵素としてはたらく。

に赤血球の生成に関与するほか、神経細胞内の核酸やたんぱく質の合成や DNA の合成に関与しています（**図4**）[5]。

過剰・不足時の問題

過剰時の問題

　ビタミン B₁₂ は、胃から分泌される内因子により吸収量が調節されています。内因子を介した吸収機構が飽和すると、食事中から過剰に摂取しても吸収されないので、過剰症になることはありません。

不足時の問題

　ビタミン B₁₂ は植物性食品には含まれていないため、完全な菜食主義者では不足を生じます。そのほか、内因子に対する自己抗体のできる悪性貧血や胃酸の分泌がない無酸症、胃全摘手術を受けた患者などで欠乏することが報告されています[4]。これらの場合には、経口的にビタミン B₁₂ を補充しても吸収できないので、筋肉注射などで

非経口的に投与しなければなりません。

　ビタミン B12 が欠乏すると、DNA 合成の障害から赤血球の熟成が阻害され、巨赤芽球性貧血（悪性貧血）をひき起こします。また、高ホモシステイン尿症、高ホモシステイン血症、睡眠障害、知覚障害、食欲不振、倦怠感をひき起こします。ペラグラ地方病性紅斑ともよばれ、ニコチン酸欠乏が原因で、日光照射が誘因となった紅斑痒、灼熱感などの皮膚症状を生じることもあります。下痢などの胃腸症や頭痛、不安、幻覚などの神経症状も伴う場合があります。極端なビタミン B12 欠乏では、メチルマロニエ CoA からスクニシル CoA への変換ができず、体内にメチルマロン酸が蓄積します。

引用・参考文献

1）小野章史. 人体の構造と機能および疾病の成り立ち：栄養成分の構造・機能・代謝. 東京, 医歯薬出版, 2008, 178p.
2）Wardlaw, G. M. et al. Perspectives in nutrition. Mosby, 1996, 774p.
3）厚生労働省.「日本人の食事摂取基準（2020 年版）」策定検討会報告書.（https://www.mhlw.go.jp/content/10904750/000586553.pdf, 2023 年 9 月閲覧）.
4）文部科学省. 日本食品標準成分表 2020 年版（八訂）.（https://www.mext.go.jp/a_menu/syokuhinseibun/mext_01110.html, 2023 年 9 月閲覧）.
5）中嶋洋子ほか監修. 完全図解版食べ物栄養事典：この症状・病気に効くこの食品, この成分. 東京, 主婦の友社, 2009, 464p,（主婦の友ベスト BOOKS）.

コラム　栄養素の マメ 知識
ビタミン B12 とコバルトの関係

　コバルトはほかのミネラルのように単独でははたらかず、ビタミン B12 を構成する成分として存在しています。人間の体内には約 1.5mg のコバルトが存在しています。純粋なコバルトは銀白色の金属ですが、ビタミン B12 は化学構造の中心部にコバルトを含むと暗赤色を呈するようになります。ビタミン B12 の構成成分となっているコバルトは体内のコバルトの 15％といわれており、残りの 85％についてははたらきが明らかになっていません。コバルトは骨髄で血液をつくるうえで必要不可欠な成分であるため、不足すると貧血をひき起こすほか、食欲不振、消化不良、手足のしびれなどの症状が現れることがあります。また、コバルトは神経のはたらきを正常に保つ作用があるため、集中力や記憶力が低下する、神経過敏になるといった欠乏症もみられます。

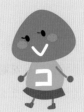

7 ビオチン B

大阪国際がんセンター栄養腫瘍科・栄養管理室 **松岡美緒** まつおか・みお

大阪国際がんセンター栄養腫瘍科・消化器外科・緩和ケアセンター **飯島正平** いいじま・しょうへい

ビオチンの特徴

ビオチンとは

　ビオチンは、熱や酸に安定な水溶性ビタミンで、B群の一種です。構造は**図**に示す化合物で、D-異性体のみが生理作用を有します。ほかのビタミンB群と同様に、糖代謝や脂肪酸合成で補酵素としてはたらきます。ほかにも抗炎症物質の生成に関与し、皮膚や粘膜、爪や髪などの維持にもかかわっています。

　ほとんどがたんぱく質中のリジンと結合して広く存在するため、ビオチン単独で過剰や欠乏を来すような摂取状況は起こりにくいです。実際には、リジンと結合しているビオチンをたんぱく質ごと摂取し、消化され、最終的にリジンからビオチンが遊離されると空腸から吸収されます。ビオチンは、たんぱく質としての消化や吸収の過程で影響も受けますが、腸内細菌によっても合成されるので、通常の食生活下では問題なく吸収され、欠乏の心配はありません。しかし、遺伝的に体内でのビオチン代謝やビオチンが機能する代謝酵素へのビオチン自体の取り込み障害など、活性化にかかわる異常がある場合は新生児や幼小児時より欠乏が現れます。

ビオチン摂取の目安量

　「日本人の食事摂取基準（2020年版）」[1]では、「国民の栄養摂取の状況からみてその欠乏が国民の健康の保持増進に影響を与えているものとして厚生労働省令で定める栄養素」として、ビオチンもあげられています。推定平均必要量は設定できなかったことから、目安量として、成人男女（18〜64歳）では$50\mu g$/日が設定されています。乳幼児は母乳中のビオチン含有量が考慮された目安量が設定されています。妊婦では尿中排泄量と体内要求量の増加が想定されますが、根拠となるデータがなく非妊娠時と同様の目安量となっています。また、乳児用調製粉乳などに関して、多くの疾患の治療ガイドラインで特殊ミルクなどの必要性が示されていますが、一部のミルクを除いてビオチンは添加が認められています[2]。

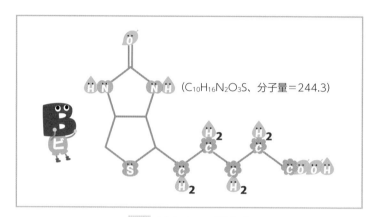

（C₁₀H₁₆N₂O₃S、分子量＝244.3）

図　ビオチンの構造式

ビオチンを多く含む食品

肉類、魚介類、卵、種実類、きのこ類に多く含まれています[3]。

ビオチンの代謝と体内での役割

ビオチンは、糖新生や脂肪酸代謝など空腹や飢餓時に機能するエネルギー産生を担う代謝系の酵素にかかわっています。

糖新生には、カルボキシル基転移酵素（ピルビン酸カルボキシラーゼ［PC］）の補酵素として肝臓で関与しています。ビオチンが関与する酵素は、筋たんぱく質などから遊離されたアミノ酸より代謝されるピルビン酸をカルボキシル化してオキザロ酢酸に変換し、TCA回路に供給します。TCA回路では中間体であるオキザロ酢酸がアセチルCoAを受けとってクエン酸へ合成されることで回路がはじまります（**24ページ**参照）。このピルビン酸→オキザロ酢酸のカルボキシラーゼの反応は不可逆的で、一度合成されたオキザロ酢酸はミトコンドリア内膜を通過できないので、TCA回路内で代謝されるほか、リンゴ酸やアスパラギン酸を介して細胞質側へ通過、ホスホエノールピルビン酸に代謝され糖新生されます。

脂肪酸代謝では、アセチルCoAカルボキシラーゼ（ACC）とプロピオニルCoAカルボキシラーゼ（PCC）が知られています。ACCは脂肪酸生合成の重要な段階の一つであるアセチルCoAからマロニルCoAへのカルボキシル化に関与します。PCCは脂

表1 ビオチンがかかわるエネルギー産生の代謝酵素

● ピルビン酸カルボキシラーゼ（PC）：糖新生
● アセチル CoA カルボキシラーゼ（ACC）：脂肪酸生合成
● プロピオニル CoA カルボキシラーゼ（PCC）：脂肪酸の代謝物からの糖新生
● 3-メチルクロトニル CoA カルボキシラーゼ（3-MCC）：分岐鎖アミノ酸ロイシンを分解

肪酸の代謝物のプロピオニル CoA をカルボキシル化し、メチルマロニル CoA を経て、スクシニル CoA とし、TCA 回路でオキザロ酢酸に代謝され、糖新生につながります。

3-メチルクロトニル CoA カルボキシラーゼ（3-MCC）は分岐鎖アミノ酸であるロイシンを分解し、糖代謝で利用できるアセチル CoA やアセト酢酸を産生する代謝酵素の一つです（**表1**）。

ビオチンは、抗炎症物質を生成することによってアレルギー症状を緩和する作用があるとされ、欠乏症では関節リウマチ、シェーグレン症候群、クローン病などの免疫に関連した疾患だけではなく、糖代謝へのかかわりから糖尿病への影響も考えられています。

過剰・不足時の問題

過剰時の問題

ビオチンは水溶性のため、食品摂取で過剰となっても通常の腎機能であれば尿中排泄量が増加し、過剰症に陥ることは想定されません。実際に、過剰に関する健康障害の報告もなく、耐容上限量も設定されていません。

不足時の問題

欠乏に関しては、通常「低栄養」の表現型として考えます。ビオチンは糖代謝や脂肪酸代謝に関与するため、これらに関係する代謝が亢進する場合はビオチン需要が亢進し、必要量が増すと考えられます。栄養摂取により糖・脂質の代謝亢進が誘導されると、ビオチンが相対的に欠乏する可能性があります。ビオチンは、糖代謝が正常に機能するために必要な補酵素であり、相対的な欠乏状態では TCA 回路が追いつかずに乳酸が蓄積し、乳酸アシドーシスを発症する可能性があります。

ビオチンの欠乏症状としては、乾いた鱗状の皮膚炎、萎縮性舌炎、食欲不振、むか

表2 静脈輸液製剤に含まれるビオチン量

高カロリー輸液キット製剤	投与量	ビオチン量（μg）
エルネオパ®NF 輸液	2,000mL	60
フルカリック®2号輸液	1,003mL（×2本）	100
ワンパル®輸液	800mL + 1,200mL	125
末梢静脈栄養キット製剤	投与量	ビオチン量（μg）
パレプラス®輸液	2,000mL	100
エネフリード®輸液	2,200mL	60

表3 経腸栄養製剤に含まれるビオチン量

製剤名	イノラス®配合経腸用液			ラコール®NF 配合経腸用液			エンシュア・リキッド®		
規格	100kcal	100mL	1P	100kcal	100mL	1P	100kcal	100mL	1缶
液量（mL）	62.5	100	187.5	100	100	200	100	100	250
ビオチン（μg）	5.6	9.0	16.7	3.9		7.7	15.2		38.0
製剤名	エンシュア®・H			エネーボ®配合経腸用液			エレンタール®配合内用剤		
規格	100kcal	100ml	1缶	100kcal	100mL	1缶	100kcal	100mL	1袋
液量（mL）	66.6	100	250	83.3	100	250	100	100	300
ビオチン（μg）	15.2	22.8	57.0	4.3	5.2	13.0	13.0		39.0

つき、吐き気、憂うつ感、顔面蒼白、性感異常、前胸部の痛みなどがあります。ビオチンが関連する酵素系の代謝異常症では、脱毛や皮膚を含む感染症を合併しやすく、適切に補充しないと重篤化のおそれがあります。しかし、これらの症状だけで、ビオチン欠乏とただちに連想することはむずかしく、実際にビオチンだけが欠乏することも想定できないため、代謝異常症の診断を除くと低栄養時の栄養補給バランスとその代謝状況からの判断となります。

　静脈輸液製剤に含まれるビオチン量を**表2**に、経腸栄養製剤に含まれるビオチン量を**表3**に示します。

引用・参考文献

1）厚生労働省.「日本人の食事摂取基準（2020 年版）」策定検討会報告書.（https://www.mhlw.go.jp/
content/10904750/000586553.pdf, 2023 年 10 月閲覧）.
2）消費者庁. 食品表示企画：食品表示制度が消費者の食卓を守ります.（https://www.caa.go.jp/policies/policy/
food_labeling/#m03, 2023 年 10 月閲覧）.
3）文部科学省. 日本食品標準成分表 2020 年版（八訂）.（https://www.mext.go.jp/a_menu/syokuhinseibun/
mext_01110.html, 2023 年 10 月閲覧）.

 栄養素の マメ 知識

栄養製品におけるビオチンの含有量

栄養製品におけるビオチンの含有量は製剤により異なります。メーカーや発売時期の考え方や基準などに影響されている印象はありますが、詳細は不明です。

高カロリー輸液キット製剤（約 2,000mL）には 60 ～ 100μg が含有され、水溶性であることから「日本人の食事摂取基準（2020 年版）」[1] の目安量よりもやや多めの設定であると考えられます。また、一部の末梢静脈栄養製剤にも含有されています（**表 2**）。末梢静脈から短期間投与される製剤ではビオチンが含まれていないものもありますが、長期に単独投与することは想定されていませんので、欠乏の場合は、個々の症例の栄養総投与量に関係するものです。また、ビオチンだけの注射薬は 1,000μg/2mL の製剤が販売されており、量としては目安量の 20 倍に相当しますが、過剰分は尿へ排泄されると考えられます。おもに、皮膚疾患や美容系で利用されているようですが、経口薬やサプリメントでも補充は可能です。

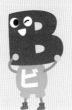

経腸栄養剤（医薬品）でも、製品ごとにかなり違いがあります（**表 3**）。比較的少ない栄養剤投与量でもビオチンは目安量に達します。

第 3 章　水溶性ビタミン

8 パントテン酸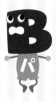

大阪国際がんセンター栄養腫瘍科・栄養管理室 **松岡美緒** まつおか・みお
大阪国際がんセンター栄養腫瘍科・消化器外科・緩和ケアセンター **飯島正平** いいじま・しょうへい

パントテン酸の特徴

パントテン酸とは

　パントテン酸は水溶性ビタミンB群の一種で、エネルギー代謝にかかわっています。構造はパントイン酸にβ-アラニンが結合したもの（**図**）ですが、実際にはパントテン酸としてではなく、補酵素のコエンザイムA（CoA）やアシルキャリヤーたんぱく質（ACP）の構成成分として存在しています。パントテン酸は酵母の成長を促進する化合物として発見され、欠乏下ではラットの成長阻害やニワトリでの皮膚炎発生が確認され、ビタミンとして認知されました。しかし、パントテン酸は、「どこにでもある酸」という意味で、この名前のとおり、さまざまな食材や食品に含まれているので、通常の食事をしている人では不足することはありません。

　食品中もほとんどがパントテン酸ではなく、CoAの誘導体や酵素たんぱく質と結合したかたちで存在しています。経口摂取では、食品加工と調理を経て、摂取後胃酸環境でCoAにまで遊離されます。その後、消化により腸管ではパントテン酸にまで分解され吸収を受けますが、吸収されたパントテン酸はシステインとの結合やリン酸化を経てCoAに再生成され、エネルギー代謝などに利用されます。

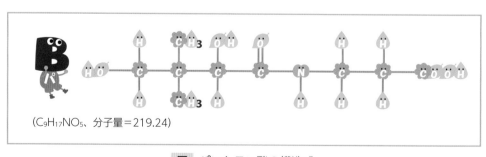

（$C_9H_{17}NO_5$、分子量＝219.24）

図 パントテン酸の構造式

パントテン酸摂取の目安量

　国民の栄養摂取の状況からみて、欠乏が国民の健康の保持増進に影響を与えている栄養素としてパントテン酸は厚生労働省令で定められています。しかし、これまでも不足を示唆するような記載はありません。「日本人の食事摂取基準（2020年版）」[1] でも、推定平均必要量の設定が困難であり、成人男性（18〜74歳）5〜6mg/日、成人女性（18〜74歳）5mg/日が目安量として策定されています。その目安量も、「平成28年国民健康・栄養調査」[2] の中央値の摂取量で欠乏が出たという報告はないため、摂取量をもとにして性別および年齢階級ごとに設定されています。また、高齢者においても特別な配慮が必要というデータがないため、成人に準じ設定されています。

パントテン酸を多く含む食品

　肉類、きのこ類、乳類、魚介類、豆類など、さまざまな食品に含まれています[3]。

パントテン酸の代謝と体内での役割

　パントテン酸は、エネルギー代謝の根幹であるTCAサイクルや脂肪酸合成とβ酸化に関与しています。したがって、糖、脂肪、たんぱく質などの栄養素をエネルギー

コラム　栄養素のマメ知識

メバロン酸経路と HMG-CoA

　メバロン酸経路は、HMG-CoAとともにコレステロール合成系で目にすることが多い名前です。メバロン酸経路はアセチルCoAからはじまります。ステロール（コレステロールを含む）やアミノ酸からたんぱく質を合成する場合に必要なファルネシルニリン酸などの脂質合成を担います。メバロン酸経路の律速段階（いちばん反応速度の遅い箇所）はHMG-CoAがメバロン酸に還元される反応で、この反応を阻害するとコレステロールの合成を低下させます。この還元反応の阻害薬であるスタチン製剤は、高コレステロール治療薬として全世界的に処方されています。

　パントテン酸は、メバロン酸経路の発端であるアセチルCoAの構成成分として関与しています。

表1 各種推奨量と高カロリー輸液としてのパントテン酸換算の配合量

各種ビタミン推奨量	パントテン酸として
AMA（1975年）	15mg
FDA（2000年）	15mg
ESPEN（2009年）	15mg

高カロリー輸液 キット製剤	約2,000mLあたりの パントテン酸としての配合量
エルネオパ®NF輸液	15mg
フルカリック®輸液	15mg
ワンパル®輸液	20mg

に変換する過程で重要な役割があり、エネルギー代謝を促進し、体内のエネルギーレベルを維持します。さらに、アミノ酸代謝やコレステロール合成の調節を担っているヒドロキシメチルグルタリCoA（HMG-CoA）の構成成分でもあり、この経路はステロイド合成につながり、間接的にステロイドホルモンが制御しているたんぱく質代謝や水・電解質などの体液調節にも影響します。

パントテン酸の具体的な役割は、動物実験結果や関与する代謝から推測されています。たとえば、CoAは皮膚細胞の再生と修復に関与しているため、肌の柔軟性維持への期待があります。ステロイドホルモン合成を介した副腎機能や代謝回転の速い免疫細胞への期待も同じです。

ただし、代謝の通常機能の維持にパントテン酸は必要ですが、各代謝には独自の制御機構があり、通常の栄養状態の人が摂取量を増やすことでパントテン酸代謝が関与する個別機能を高める効果までは期待できません。

過剰・不足時の問題

過剰時の問題

パントテン酸は水溶性ビタミンのため、日常的な摂取で過剰となっても通常の腎機能であれば尿中排泄量が増加し、過剰症に陥ることはほとんどありません。過剰摂取による健康障害の十分な報告もなく、耐容上限量も設定されていません。

不足時の問題

パントテン酸はビタミンB群のなかでもさまざまな食品に含まれており、経腸栄養や静脈栄養でも補充されているので、ヒトでの単独の欠乏症は特殊な摂取状況でない

表2　経腸栄養製剤に含まれるパントテン酸量

製剤名	イノラス®配合経腸用液			ラコール®NF 配合経腸用液			エンシュア・リキッド®		
規格	100kcal	100mL	1P	100kcal	100mL	1P	100kcal	100mL	1缶
液量（mL）	62.5	100	187.5	100	100	200	100	100	250
パントテン酸（mg）	0.7	1.1	2.0	1.0		1.9	0.5		1.3

製剤名	エンシュア®・H			エネーボ®配合経腸用液			エレンタール®配合内用剤		
規格	100kcal	100mL	1缶	100kcal	100mL	1缶	100kcal	100mL	1袋
液量（mL）	66.6	100	250	83.3	100	250	100	100	300
パントテン酸（mg）	0.5	0.7	1.9	0.8	1.0	2.5	0.4		1.2

限り発生しないでしょう（**表1、2**）。至近の栄養摂取状況を確認すれば、単独の不足は容易に否定できます。

　パントテン酸が不足するのは、パントテン酸以外を含むすべての栄養素の不足状態が考えられ、パントテン酸だけに注目するのではなく、重度の栄養不良として対応します。パントテン酸不足時の臨床症状も単独の欠乏症がまれであるため、実証されたものはほとんどありません。あえてパントテン酸単独の不足の影響を考えると、パントテン酸で構成される細胞内のアセチルCoAの減少に起因する症状と推測され、アセチルCoAやアシルCoA、ACPなどに関連した代謝異常としての症状が現れる可能性はあります。しかし、その範囲は広大で、糖代謝、たんぱく質代謝、脂質代謝に関与し、ステロイドホルモン異常にもおよぶため、特定の症状で欠乏症を述べるのは推測の域を脱しないと思います。

　各種推奨量と高カロリー輸液製剤に含まれるパントテン酸量を**表1**に、経腸栄養製剤に含まれるパントテン酸量を**表2**に示します。

引用・参考文献
1）厚生労働省．「日本人の食事摂取基準（2020年版）」策定検討会報告書．（https://www.mhlw.go.jp/stf/newpage_08517.html，2023年10月閲覧）．
2）厚生労働省．平成28年国民健康・栄養調査報告．（https://www.mhlw.go.jp/bunya/kenkou/eiyou/h28-

第3章　水溶性ビタミン

houkoku.html, 2023 年 10 月閲覧).

3）文部科学省. 日本食品標準成分表 2020 年版（八訂）. (https://www.mext.go.jp/a_menu/syokuhinseibun/mext_01110.html, 2023 年 10 月閲覧).

4）パントール®注射液 100mg・250mg・500mg 添付文書. (https://med.toaeiyo.co.jp/products/pantol/pdf/tenpu-pnt.pdf, 2023 年 10 月閲覧).

 コラム　栄養素の マメ 知識

医薬品におけるパントテン酸

　医薬品にもパントテン酸の欠乏を補充するための製品があります。1960 年代に発売された薬で、一般名パンテノール（総称名パントール®）として知られています。パントテン酸はアルコール誘導体でより安定であることから、製品化ではパンテノールが採用されています。臨床的には、パントテン酸の欠乏または代謝障害が関与すると推定される術後腸管麻痺に効果が期待できます。神経伝達物質としてのアセチルコリンの生成に影響する可能性があるからです。しかし、腸管麻痺の原因対策としてパントテン酸の補充は、近年では評価は下がっています。選択肢としてはあり得ますが、腸管麻痺で難渋する場合には中心静脈栄養管理をしていることも多く、パントテン酸の役割を考えると、欠乏や関連する代謝系の障害が麻痺だけの背景になるとは考えにくいです。本当に欠乏による代謝異常があれば腸管麻痺だけでは済まないほど、パントテン酸の役割は多様であるため、添付文書でも「漫然と使用すべきでない」と警告しています[4]。

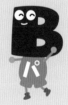

9 ビタミンC

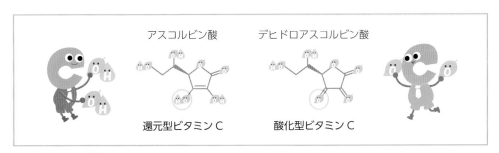

学校法人和洋学園和洋女子大学家政学部健康栄養学科准教授 **多賀昌樹** たが・まさき

ビタミンCの特徴

ビタミンCとは

　ビタミンCには、アスコルビン酸（還元型ビタミンC）とデヒドロアスコルビン酸（酸化型ビタミンC）があります（**図1**）[1]。食品中においては、たんぱく質などと結合せず遊離のアスコルビン酸として存在しています。アスコルビン酸は水に溶けやすい白色の結晶であり、酸味が強いです。水溶液は、空気中の酸素により容易に酸化され、微量の金属イオン（Cu^+）が存在すると酸化は著しく促進されます。熱やアルカリ条件下では、非常に不安定で分解されやすい性質です。強い抗酸化作用があり、生体内でビタミンEと協力して活性酸素を消去して細胞を保護しています。

　ビタミンCは、多くの動物では体内で合成できますが、ヒト、サル、モルモットでは合成できないことから、ヒトでは摂取する必要があります。ビタミンCは、消化管から吸収されて速やかに血中に送られますが、消化過程は食品ごとに異なり、一緒に食べるほかの食品によっても影響を受けます。食事から摂取したビタミンCもいわゆるサプリメントから摂取したビタミンCも、その相対生体利用率に差異はなく、吸収率は200mg/日程度までは90%と高いですが、1g/日以上になると50%以下となります。

アスコルビン酸　　　　　デヒドロアスコルビン酸

還元型ビタミンC　　　　　酸化型ビタミンC

図1 還元型ビタミンCと酸化型ビタミンC（文献1を参考に作成）

腸管からのビタミンCの吸収は、ナトリウム依存性の能動輸送と濃度勾配にしたがった受動輸送によって行われています。血液中から副腎や脳下垂体への取り込みは、ナトリウム依存性の輸送となります。赤血球や白血球では、酸化型のデヒドロアスコルビン酸は、アスコルビン酸よりも容易にヘキソース輸送体を経由して取り込まれ、還元酵素によって速やかにアスコルビン酸に変換されます。

体内のビタミンCレベルは、消化管からの吸収率、体内における再利用、腎臓からの未変化体の排泄により調整されており、血液中のアスコルビン酸（酸化型＋還元型）濃度は、およそ400mg/日程度です。必要量を摂取している健常人の1日尿中には、アスコルビン酸と2,3-ジケトグロン酸の合計量として、25〜90mg程度が排泄されています[2〜4]。

ビタミンC摂取の推定平均必要量・推奨量

ビタミンCの欠乏によって影響を受けるのは、主として間葉系組織であり、代表的な疾患は壊血病です。しかし、ビタミンCの指標設定の基本的な考え方は、壊血病の予防ではなく、ビタミンCの心臓血管系の疾病予防効果および有効な抗酸化作用が期待できる量として、推定平均必要量が策定されています。ビタミンCの心臓血管系の疾病予防効果および有効な抗酸化作用が期待できる量として、推定平均必要量が策定されています。ビタミンCは、1日あたり10mg程度摂取していれば、壊血病は発症しないとされています。一方で、心臓血管系の疾病予防効果や有効な抗酸化作用は、血漿ビタミンC濃度が50μmol/L程度であれば期待できることが示されています。この濃度を維持する成人のビタミンC摂取量は83.4mg/日であることから、85mg/日を心臓血管系の疾病予防効果および有効な抗酸化作用を示す推定平均必要量としています。推奨量は、推定平均必要量に推奨量算定係数1.2を乗じて、100mg/日としています[5]。

ビタミンCを多く含む食品

ビタミンCは、緑色野菜、果実、豆類、じゃがいもなどに多く含まれます（**図2**）[6]。

ビタミンCの代謝と体内での役割

ビタミンCの抗酸化作用は、アスコルビン酸が還元剤としてはたらき、フリーラジカルや活性酸素を受けとって酸化されデヒドロアスコルビン酸になり、ほかの生体成

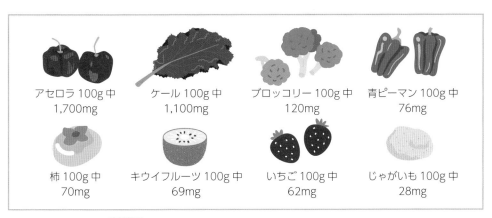

図2 ビタミンCを多く含む食品（文献6を参考に作成）

アセロラ 100g中
1,700mg

ケール 100g中
1,100mg

ブロッコリー 100g中
120mg

青ピーマン 100g中
76mg

柿 100g中
70mg

キウイフルーツ 100g中
69mg

いちご 100g中
62mg

じゃがいも 100g中
28mg

分が酸化されるのを防ぐことです。さらに、デヒドロアスコルビン酸はグルタチオンの助けを借り、グルタチオンペルオキシダーゼによって還元されて、もとのアスコルビン酸に戻り、ふたたび抗酸化作用をもつようになります（**図3**）[3]。生体内ではアスコルビン酸とデヒドロアスコルビン酸は相互に変換しますが、デヒドロアスコルビン酸は不安定であり、さらに分解されるとビタミンC活性のない2,3-ジケトグロン酸となって尿中に排泄されます。

　アスコルビン酸の酸化体であるモノデヒドロアスコルビン酸やデヒドロアスコルビン酸は、生体内で水素供与体あるいは水素受容体として、各種の水酸化反応に関与しています（**表**）。

栄養素のマメ知識

抗酸化作用とビタミンC・ビタミンE

　ビタミンCとビタミンEの役割には、生体内に生じた有害なフリーラジカルや活性酸素を消去し、生体成分の酸化による変性を防ぐ抗酸化作用があります。ビタミンCとビタミンEは相互に再生しあって、抗酸化作用を発揮しています。活性酸素による脂質への障害はビタミンEの抗酸化作用により断ち切られますが、ビタミンEの効力をなくします。ビタミンCは、効力を失ったビタミンEをふたたび効力のあるかたちに変換します（**図3**）[3]。

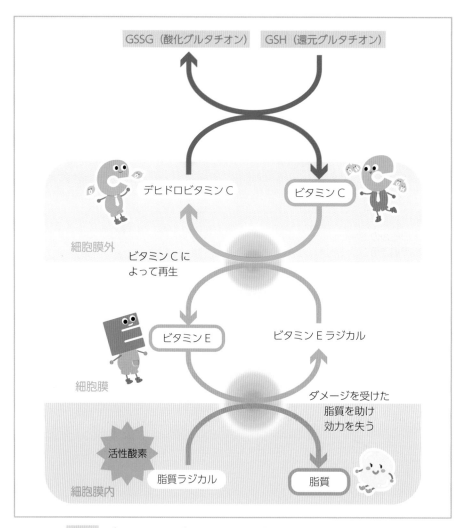

図3 ビタミンCとビタミンEの抗酸化作用（文献3を参考に作成）

過剰・不足時の問題

過剰時の問題

　可食部100gあたりのビタミンC含有が100mgを超える食品は少し存在しますが、通常の食品を摂取している者で、過剰摂取による健康障害が発現したという報告はありません。ビタミンCの過剰摂取による影響として一般的なものは、吐き気、下痢、腹痛といった胃腸障害ですが、健康な者がビタミンCを過剰に摂取しても、消化管か

表 モノデヒドロアスコルビン酸、デヒドロアスコルビン酸の水酸化反応

- コラーゲン生合成におけるヒドロキシプロリンおよびヒドロキシリジンの水酸化（**図4**）：結合組織のたんぱく質であるコラーゲンは、体内たんぱく質の約3分の1を占める。コラーゲンは、アミノ酸が鎖状につながったポリペプチドが3本より合わさったらせん構造をしている。ビタミンCは、このポリペプチド鎖に含まれているプロリンを水酸化してヒドロキシプロリンに変換し、コラーゲンの合成を促進する。
- チロシンの代謝およびカテコールアミンの生合成：ストレスを受けると分泌される副腎皮質ホルモンや副腎髄質ホルモンの合成に関与する。
- 生体異物の解毒：ビタミンC欠乏状態が長く続くと肝臓の薬物代謝に関与する酵素P-450の量が減少する。
- 発がん物質であるニトロソアミンの生成抑制：アミンと亜硝酸の食べ合わせによって胃や腸などでニトロソアミンが生成するが、ビタミンCは亜硝酸を酸化窒素に還元し、ニトロソアミンの生成を防ぐ。
- コレステロールの7α-コレステロールへの水酸化および脂質代謝。
- 鉄の吸収促進作用：腸管内で三価鉄（Fe^{3+}）を二価鉄（Fe^{2+}）に還元し鉄の吸収を促進する。

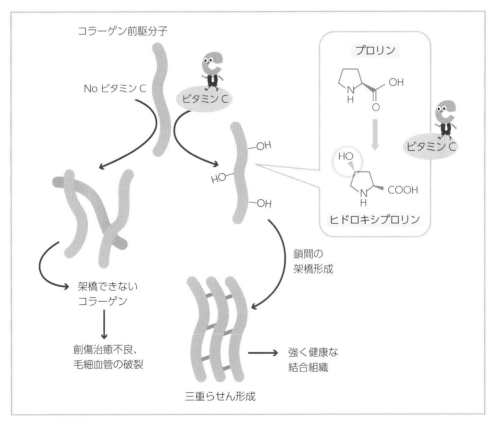

図4 ヒドロキシプロリンとヒドロキシリジンの水酸化（文献3を参考に作成）

らの吸収率が低下し、尿中排泄量が増加することから、ビタミンCは広い範囲で安全といわれています。ただし、ビタミンCの摂取量と吸収や体外排泄を検討した研究から総合的に考えると、通常の食品から摂取することを基本とし、通常の食品以外から1g/日以上の量を摂取することは推奨されていません[5]。

不足時の問題

ビタミンCは、皮膚や細胞のコラーゲン合成に必須です。ビタミンCの欠乏により、結合組織のコラーゲンの形成が障害され、損傷修復の遅延、骨形成異常などが起こり、皮膚粘膜から出血しやすくなり、壊血病を発症します。壊血病の症状は、疲労倦怠、イライラする、顔色が悪い、皮下や歯茎からの出血、貧血、筋肉減少、心臓障害、呼吸困難などです。また、小児では、骨端軟骨部の骨芽細胞の生育が悪くなり、骨の形成不全がみられます。小児の壊血病はメラー・バロウ病とよばれます。

引用・参考文献

1) 小野章史. 人体の構造と機能および疾病の成り立ち 栄養成分の構造・機能・代謝. 東京, 医歯薬出版, 2008, 178p.
2) 江頭祐嘉合ほか. 基礎栄養の科学：管理栄養士養成課程（栄養管理と生命科学シリーズ）. 東京, 理工図書, 2012, 335p.
3) Smolin, LA. et al. Nutrition Science & Applications. 3rd ed. Philadelphia, Saunders College Publishing, 1994, 597p.
4) Gropper, SS. et al. Advanced Nutrition and Human Metabolism. 7th ed. Boston, Cengage Learning, 2017, 583p.
5) 厚生労働省. 「日本人の食事摂取基準（2020 年版）」策定検討会報告書. (https://www.mhlw.go.jp/content/10904750/000586553.pdf, 2023 年 9 月閲覧).
6) 文部科学省. 日本食品標準成分表 2020 年版（八訂）. (https://www.mext.go.jp/a_menu/syokuhinseibun/mext_01110.html, 2023 年 9 月閲覧).

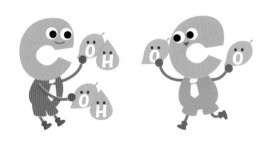

10 ビタミン様物質

学校法人和洋学園和洋女子大学家政学部健康栄養学科准教授　**多賀昌樹** たが・まさき

ビタミン様物質の特徴

　ビタミン様物質とは、ビタミンと類似した作用をもつ有機化合物の総称です。ビタミンに似たはたらきをし、健康を維持、促進するうえで必須となる微量栄養成分です（**図1**）。13種類のビタミンと異なるのは、体内で合成されるという点です。ビタミン様物質のなかには、歴史的には誤ってビタミンと考えられたもの、あるいは定義の変更によりビタミンとされなくなったものが含まれます。以下、解説しますが、（　）内は旧名称です。

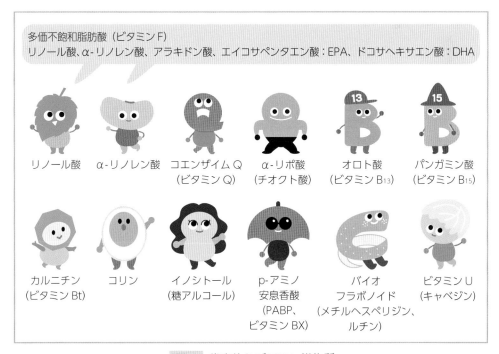

図1　代表的なビタミン様物質

さまざまなビタミン様物質のはたらき

多価不飽和脂肪酸（ビタミン F）

　動物の成長や正常な生理機能維持のために必要で、体内では合成できないため食事として摂取しなければならない脂肪酸として、食事必須性が明らかにされています。必須脂肪酸を「ビタミン F」とよんでいましたが、現在は多価不飽和脂肪酸（PUFA）とよばれるようになっています。多種類の必須脂肪酸が知られていますが、リノール酸、α-リノレン酸、アラキドン酸、エイコサペンタエン酸（EPA）、ドコサヘキサエン酸（DHA）が代表的なものです（**17 ページ**参照）。

コエンザイム Q（ビタミン Q）

　コエンザイム Q は 10 種類ほどありますが、人の健康に有効なのは Q10 のみとなります。コエンザイム Q10 は体内でも合成されますが、体内での合成能力は 20 歳をピークに年齢とともに低下していきます[1]。細胞内ミトコンドリアの電子伝達系にビタミン B 群とともに関係し、エネルギー産生の補酵素として作用します。とくにエネルギー需要の高い、心臓、肺、肝臓、腎臓、免疫細胞などに多く分布しています。コエンザイム Q には、強い抗酸化作用があり、細胞膜の酸化を防いでいます。さば、いわし、牛肉、豚肉、レバー、ピーナッツ、ブロッコリーなどに含まれています。

α-リポ酸（チオクト酸）

　ピルビン酸や α-ケトグルタル酸の酸化的脱炭酸反応でアセチル CoA やスクシニル CoA が生じるときに関係しています。食事から摂取した糖質は、体内で解糖の最終産物であるピルビン酸に変化してミトコンドリアに運ばれ、そこで α-リポ酸によってアセチル CoA に転化し、TCA 回路にて代謝されます。また、糖質の代謝を促進させるほかに、活性酸素を防ぐ抗酸化作用があります。少なくなると、糖がエネルギーとして代謝されず、肥満の原因にもなります。抗酸化作用は、ビタミン C やビタミン E の数百倍あるとされ、抗疲労の強力な物質です。レバー、ほうれんそう、トマト、ブロッコリー、酵母に含まれています。

オロト酸（ビタミン B_{13}）

　オロト酸は乳清から発見された物質で、「ビタミン B_{13}」とよばれることもあります。体内では、ピリミジンヌクレオチド生合成の中間代謝物として、カルバモイルリン酸とアスパラギン酸が合成して生成されます。ビタミン B_{12} や葉酸の代謝を助ける役割

があり、肝臓病の予防や老化予防に効果があるといわれています。また、乳酸菌の発育因子として知られています。ビール酵母、小麦胚芽、にんじん、さつまいも、じゃがいも、ごぼうなどに含まれています。

パンガミン酸（ビタミン B15）

パンガミン酸とは、アンズの種子（杏仁）や米ぬかから得られた物質につけられた名称であり、パンガミン酸がいかなる化合物あるいは混合物であるかは定かではありませんが、グルコン酸とジメチルグリシンのエステル誘導体であるとされています。パンガミン酸としての標準の化学的特定名はありません。パンガミン酸は、ビタミンEに似たはたらきをもっており、抗酸化作用があることから生活習慣病を予防するはたらきがあります。アンズ、ビール酵母、玄米、かぼちゃ、ごまなどに多く含まれています。

カルニチン（ビタミン Bt）

カルニチンは、骨格と心筋の筋肉組織に多く含まれており、細胞内で脂肪酸が分解される際に、脂肪酸をミトコンドリア内部に運ぶ重要な役割を担っています。長鎖アシルCoAあるいは遊離脂肪酸はミトコンドリア内膜を通過することができません。しかし、カルニチンが存在する場合、ミトコンドリア外膜に存在するカルニチンパルミトイルトランスフェラーゼⅠによって、長鎖アシル CoA はアシルカルニチンとなり、ミトコンドリア内膜を通って β 酸化酵素に接近し、β 酸化が起こります（**図 2**）[4]。羊肉、牛肉、赤貝に多く含まれています。

コリン

神経伝達物質であるアセチルコリンの前駆物質で、リン脂質であるレシチンの成分です。動脈硬化、脂肪肝を予防するはたらきがあり、抗脂肪肝因子として単離された成分です。また、血管壁へのコレステロールの沈着を防ぎ高血圧を予防します。もともと、このアルカリ性化合物はビタミンB群の一部として分類されていましたが、現在はビタミン様物質として再定義されています。卵黄、小麦胚芽、緑黄色野菜、ビール酵母、レバー、豚肉に多く含まれています。

イノシトール

糖アルコールで、甘みはあるものの消化吸収されにくい特徴をもっており、水溶性のビタミン様物質に分類され、人間の体内ではグルコースから合成されます。細胞膜を構成し、脳、神経細胞に多く含まれ、神経機能を維持しています。また「抗脂肪肝

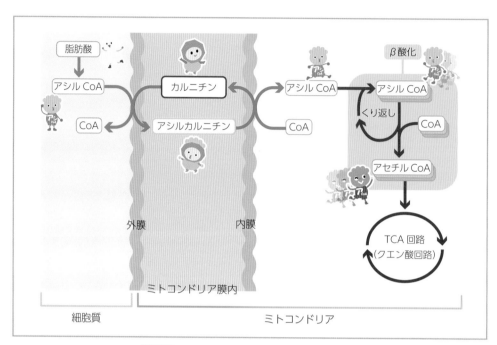

図2 脂肪酸のβ酸化（文献4を参考に作成）

カルニチンの作用により脂肪酸はβ酸化を受けて、複数のアセチルCoAに分解される。

因子」ともよばれており、肝臓に脂肪がたまるのを防いだり、コレステロールの代謝をよくしたりなど、脂質の運搬をスムーズにするはたらきがあります。オレンジ、すいか、メロン、グレープフルーツ、桃などに多く含まれています。

p-アミノ安息香酸（PABP、ビタミンBX）

ビタミンB群の一種である葉酸の合成に不可欠な物質であり、体内で不足すると貧血症状が現れます。近年では、紫外線から皮膚を守り、日焼けやしわ、肌の老化予防や白髪の予防にも関与していることが報告されています。また、有益な腸内細菌を増やす効果もあり、腸内環境をととのえるはたらきがあります。レバーや牛乳、ヨーグルト、玄米や胚芽パン、卵、ほうれんそう、マッシュルームなどに多く含まれています。

バイオフラボノイド（メチルヘスペリジン、ルチン）

柑橘類や野菜類に多く含まれるメチルヘスペリジンやケルセチン、そばなどに多く含まれるルチンなどを総称したもので、「ビタミンP」と記載されていることもありま

す。毛細血管の透過性を抑える作用があるとして、単離されたフラボノイドの混合物です。ビタミンCのはたらきをサポートするという点は、注目すべき特徴であり、壊れやすい性質をもつビタミンCを安定させ、さらにビタミンCの優れた抗酸化作用を支えるはたらきがあります。また、毛細血管を強くし、栄養や酸素が血管に出入りする機能を適度に調整するはたらきをもっています。高血圧予防や血中の中性脂肪を減らす作用も期待されています。レモン、うんしゅうみかん、グレープフルーツ、オレンジなどの柑橘類やさくらんぼ、アンズ、ベリー類、そばなどに多く含まれています。

ビタミンU（キャベジン）

新鮮なキャベツのなかの抗消化性潰瘍因子として発見されました。胃腸の粘膜組織をつくり、傷ついた組織を治すはたらきをもち、胃潰瘍や十二指腸潰瘍の治療や予防に用いられています。ビタミンUのUは潰瘍の「ulcer」を意味します。キャベツ、レタス、パセリ、アスパラガス、青のり、牛乳、卵などに多く含まれています。

引用・参考文献

1）Shrief, E. Vitamin like Compounds. doi:10.13140/RG.2.2.11421.13283.
2）清水孝雄監修. イラストレイテッド ハーパー・生化学 原書29版. 東京, 丸善出版, 2013, 967p, （Lange Textbook シリーズ）.
3）国立研究開発法人 医薬基盤・健康・栄養研究所.「健康食品」の安全性・有効性情報.（https://hfnet.nibiohn.go.jp/vitamin/detail178/, 2023年9月閲覧）.
4）川島由紀子監修. カラー図解 栄養学の基本がわかる事典. 東京, 西東社, 2013, 239p.

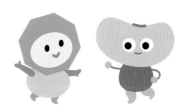

MEMO

....

....

....

....

....

....

....

....

....

....

....

....

....

....

....

....

第 4 章

ミネラル

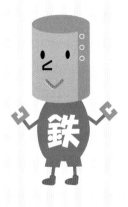

1 カルシウム

滋賀県立大学人間文化学部生活栄養学科教授　**辰巳佐和子** たつみ・さわこ
滋賀県立大学人間文化学部生活栄養学科准教授　**桑原頌治** くわはら・しょうじ

カルシウムの特徴

カルシウムとは

　　カルシウムは体内にもっとも多く存在するミネラルです。生体内では、体重のおよそ1～2%を占めており、おもに骨や歯（骨格）に含まれます。カルシウムは生命維持に必須のミネラルであるため、血中濃度は厳密に維持されます。体内でのカルシウムの分布は、①骨・歯、②細胞外液、③細胞内液で（**図1**）、骨や歯にはハイドロキシアパタイト［$Ca_{10}(PO_4)_6(OH)_2$］として貯蔵されます。細胞外液（血液中を含む）は2.5mmol/Lに維持されており、そのおよそ半分はカルシウムイオン（Ca^{2+}）として存在し、残りの大部分はアルブミンと結合しています。定常状態の細胞内液のカルシウム濃度は数十nmol/Lであり、細胞外液と比べると、非常に低い濃度で保たれています。ただし、細胞に刺激（化学的、電気的、機械的など）が加わると、細胞内カルシウムは数百nmol/Lに増加し、細胞内で生じるさまざまな反応（筋収縮、神経伝達物質の放出、分泌、シナプス可塑性、遺伝子の転写、細胞死など）を起こします。

カルシウム摂取の推奨量

　　「日本人の食事摂取基準（2020年版）」では、成人1日あたりの推奨量を男性750～800mg（75歳以上は700mg）、女性650mg（75歳以上は600mg）と設定しています[1]。しかし、カルシウムの摂取量が十分であったとしても、ビタミンDが不足するとカルシウムの吸収は悪くなります。また、不動の状態が続くと骨吸収が促進され、カルシウムを摂取していても、カルシウムが骨に取り込まれず利用効率が低下します。血液中のカルシウム濃度の基準値は8.8～10.1mg/dLであり、健常者であれば、この範囲内に維持されますが、逸脱すると症状が出てきます。

カルシウムを多く含む食品

　　カルシウムが多く含まれている食品としては、魚介類、大豆製品、乳製品、野菜類、海藻類があります（**表**）[2]。

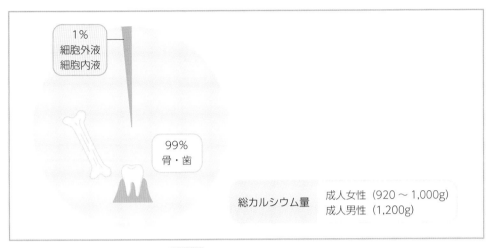

図1 生体内カルシウム分布

表 カルシウムを多く含む食品 （文献2を参考に作成）

	食品名	カルシウム (mg)		食品名	カルシウム (mg)
牛乳・乳製品	牛乳	110	大豆製品	凍り豆腐	630
	ヨーグルト	120		木綿豆腐	86
	アイスクリーム	140		納豆	90
	プロセスチーズ	630	野菜・海藻・種実	こまつな	170
魚介	いわし丸干し	440		チンゲンサイ	100
	ししゃも	330		切り干しだいこん 乾燥	500
	さくらえび　素干し	2,000		乾燥わかめ	780
	しらす干し	520		乾燥ひじき	1,000
	しじみ	240		炒りごま	1,200

※食品100g中

カルシウムの代謝と体内での役割

小腸カルシウム吸収機構

　　食事により摂取されたカルシウムは小腸から吸収されますが、吸収率は20 〜 30%

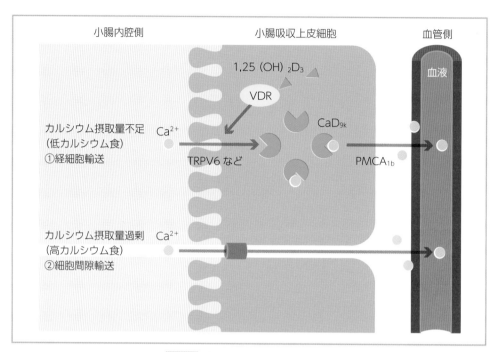

図2 小腸カルシウム吸収機構

（20歳以上）と高くはありません。小腸からのカルシウムの吸収機構には、①細胞を通過する経細胞輸送と、②細胞間を通過する細胞間隙輸送が存在します（**図2**）。

　経細胞輸送は、カルシウム摂取量が低下した場合や、妊娠や授乳でカルシウム必要量が増加した場合にはたらき、カルシウム吸収を効率的に行います。その機構は、まず小腸吸収上皮細胞の刷子縁膜に存在するカルシウムチャネル（TRPV5、TRPV6）の孔を通って管腔側の細胞外液から細胞内へカルシウムイオン流入が誘導されます。TRPV5、TRPV6の遺伝子発現は、活性型ビタミンD_3［$1,25(OH)_2D_3$］により増加します。次に、細胞内に流入したカルシウムはカルビンディン（CaD_{9k}）により吸収上皮細胞の漿膜側へ運ばれます。そして、漿膜に存在するカルシウムポンプ（$PMCA_{1b}$）を利用して、カルシウムイオンは血中へ移動します。

　一方、食事からの摂取量が多い場合は、細胞間隙輸送によって吸収されます。

血中カルシウム代謝調節機構

　血中カルシウム濃度が低下すると、副甲状腺から副甲状腺ホルモン（PTH）が分泌されます。PTHは骨吸収を高め、血液中にカルシウムイオンを遊離させます。また、

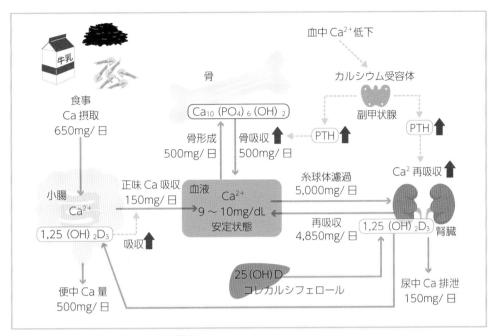

図 3 血中カルシウム濃度の調節

腎臓遠位尿細管にはたらきかけ、カルシウムの再吸収を促進させます。さらに、肝臓中のコレカルシフェロール［25（OH）D］は腎臓で 1,25（OH）$_2$D$_3$ に変換され、腸管カルシウム吸収を促進させて、血中カルシウム濃度を上昇させます。

　一方、カルシウム濃度が上昇すると、副甲状腺に存在するカルシウム受容体が感知し、PTH 合成・分泌を抑制します。また、甲状腺からカルシトニンが分泌され、血中カルシウム濃度を低下させ、骨吸収を抑制します。このように、血中カルシウム濃度は恒常性を維持するために、複雑な調節機構が存在します（**図 3**）。

過剰・不足時の問題

過剰時の問題

　日本の一般的な食生活ではカルシウム過剰摂取になることはありません。カルシウム摂取過剰を示す特徴として、血清カルシウム濃度が 10.5mg/dL を超える高カルシウム血症や、尿中カルシウム排泄量が男性 275 〜 300mg/ 日、女性 250mg/ 日を超える

高カルシウム尿症があげられますが、健常人ではまれにしか生じません。高カルシウム血症や高カルシウム尿症には、悪性腫瘍や二次性副甲状腺機能亢進症のような原疾患が存在します。

　二次性副甲状腺機能亢進症は、透析患者を含む慢性腎臓病患者の合併症として知られています。とくに、透析患者においては、血中カルシウム濃度の管理が不十分であると、骨以外の組織にカルシウムが沈着する血管の石灰化をはじめとする異所性石灰化、動脈内部にコレステロールやカルシウムが沈着する動脈硬化、高血圧などの合併症をひき起こし、死亡リスクを高める危険性があります。また、高齢者の骨粗鬆症においては、骨吸収が亢進すると、高カルシウム血症をひき起こします。高カルシウム血症は軽度であれば症状は認められませんが、食欲不振、悪心、嘔吐、口渇などの症状が現れることもあります。また重度になると、錯乱、せん妄、幻覚、昏睡、意識障害などの脳機能障害、筋力の低下による脱力、不整脈を生じ、処置しなければ死に至ることがあります。さらに慢性的なカルシウム過剰状態は、腎結石、前立腺がん、心筋梗塞、血管石灰化といった合併症の増加につながるリスクが高まるため、薬による管理が必須となります。健常者においてもサプリメントによるカルシウム過剰状態では、鉄や亜鉛の吸収障害をひき起こすという報告もあり、適切な量を摂取する必要があります[4]。

不足時の問題

　「令和元年国民健康・栄養調査」によると、カルシウム摂取状況は、ほぼすべての世

コラム　栄養素のマメ知識

カルシウムと認知症

　認知症は加齢に伴う疾患ですが、骨量も男女ともに30歳前後をピークに減少しはじめます。女性では閉経後急激に減少します。つまり、体内カルシウム貯蔵量が加齢に伴い減少する傾向にあります。日本人を対象とした最近の研究で、血中カルシウム濃度が軽度認知障害から認知症への進行に関連することが示されました[5]。海外の研究でも、骨量減少が認知症リスクである可能性が示されています。超高齢化社会である日本において、認知症予防の観点からもカルシウムに着目する価値があるといえます。

代において不足していることがわかっています[3]。腸管からのカルシウム吸収効率は加齢により低下しますが、カルシウム吸収効率を上げるためには、ビタミンＤの摂取も重要です。カルシウム摂取不足では、骨のカルシウム貯蔵量が不足します。血中カルシウム濃度は恒常性を維持する必要があり、不足時には骨吸収を促進して、血中カルシウム濃度を一定に保つため、骨量が減少し、骨粗鬆症となります。低カルシウム血症となると、手足のしびれ、錯感覚、テタニーを発症し、重度であればけいれん、脳症、心不全など、危険な状態となります[4]。

引用・参考文献

1) 厚生労働省.「日本人の食事摂取基準（2020年版）」策定検討会報告書.（https://www.mhlw.go.jp/stf/newpage_08517.html, 2023年10月閲覧）.
2) 文部科学省. 日本食品標準成分表2020年版（八訂）.（https://www.mext.go.jp/a_menu/syokuhinseibun/mext_01110.html, 2023年10月閲覧）.
3) 厚生労働省. 令和元年国民健康・栄養調査報告.（https://www.mhlw.go.jp/content/001066903.pdf, 2023年10月閲覧）.
4) 小川佳宏ほか翻訳編集."カルシウム". 最新栄養学：専門領域の最新情報. 第10版. 木村修一ほか翻訳監修. 東京, 建帛社, 2014, 384-95.
5) Sato, K. et al. Lower Serum Calcium as a Potentially Associated Factor for Conversion of Mild Cognitive Impairment to Early Alzheimer's Disease in the Japanese Alzheimer's Disease Neuroimaging Initiative. J. Alzheimers Dis. 68（2）, 2019, 777-88.
6) Hirata, Y. et al. A Piezo1/KLF15/IL-6 axis mediates immobilization-induced muscle atrophy. J. Clin. Invest. 132（10）, 2022, 1-13.

コラム 栄養素のマメ知識
カルシウムと筋肉の関係

　筋肉を構成する筋原線維の滑り込み（筋収縮）にカルシウムイオンが必須です。近年、筋肉を使わない（運動不足や寝たきりなどの不動状態）ことにより、筋肉内のカルシウム濃度が通常より下がることがきっかけとなり、筋肉量が減るというメカニズムが示されています[6]。高齢者のフレイル・サルコペニアは大きな問題となっていますが、今後、筋肉内のカルシウムを標的とした筋肉減少に対する治療薬の開発が期待されています。

2 リン

滋賀県立大学人間文化学部生活栄養学科教授　**辰巳佐和子** たつみ・さわこ

リンの特徴

リンとは

リンは生体内では6番目に多いミネラルであり、体重のおよそ1%を占めています。リンの分布は、①骨・歯（85%）、②軟組織の細胞内（14%）、③血液を含む細胞外液（1%以下）となっており（**図1**）、骨や歯にはハイドロキシアパタイト［$Ca_{10}(PO_4)_6(OH)_2$］として貯蔵されます。リンは生命体にとっては必須の構成成分です。骨格形成だけではなくさまざまな生理作用に必要とされ、①高エネルギーと中間体（ATP、ADP、AMP）の構成、②糖、たんぱく質、脂質、核酸（DNA、RNA）の代謝、③酵素活性の調節、④酸塩基平衡、⑤細胞膜（リン脂質）の構成成分、⑥たんぱく質のリン酸化など、多くの重要なはたらきを担います（**図1**）。

無機リンの存在比率（HPO_4^{2-}：$H_2PO_4^-$）は血漿pHに依存し、およそ20%はたんぱく質と結合して存在しています[1]。

リン摂取の目安量・耐容上限量

「日本人の食事摂取基準（2020年版）」では、1日のリンの目安量を18歳以上の男性1,000mg、女性800mgとしています[2]。また、耐容上限量は18歳以上の男女ともに3,000mgと設定しています[2]。目安量は、一定の栄養状態を維持するのに十分な量であり、目安量以上を摂取している場合は不足のリスクはほとんどありません。耐容上限量は、過剰摂取による健康障害を未然に防ぐ量と決められています。

リンを多く含む食品

リンを多く含む食品として、魚介類、穀類、卵類、乳類、豆類などがあげられます。つまり、たんぱく質中に多く含まれています（**図2**）[3]。「令和元年国民健康・栄養調査」におけるリンの摂取量はおよそ1,000mgで、食品群別の内訳をみると、穀類からの摂取量がもっとも多く、次いで肉類、乳類、魚介類でした[4]。しかし、現代の食生活では加工食品を摂取する機会が多く、加工食品には添加物として、無機リン（pH調

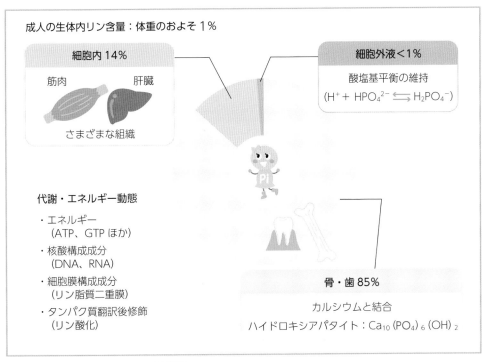

成人の生体内リン含量：体重のおよそ1%

細胞内 14%

筋肉　　　　肝臓

さまざまな組織

細胞外液 ＜1%

酸塩基平衡の維持

$(H^+ + HPO_4{}^{2-} \rightleftharpoons H_2PO_4{}^-)$

代謝・エネルギー動態

・エネルギー
　（ATP、GTP ほか）
・核酸構成成分
　（DNA、RNA）
・細胞膜構成成分
　（リン脂質二重膜）
・タンパク質翻訳後修飾
　（リン酸化）

骨・歯 85%

カルシウムと結合

ハイドロキシアパタイト：$Ca_{10}(PO_4)_6(OH)_2$

図1　生体内におけるリンの役割

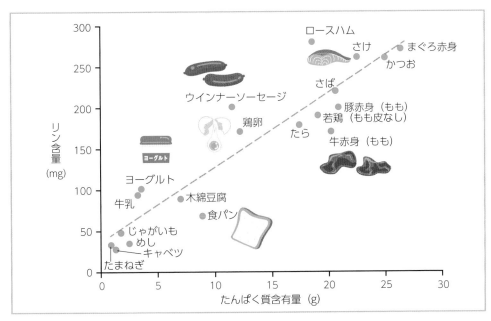

図2　食品100gあたりのリン含有量とたんぱく質含有量の関係 （文献3を参考に作成）

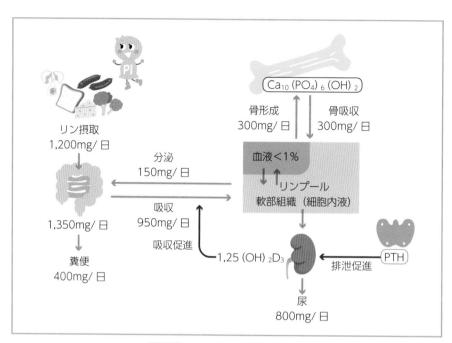

図 3 生体内のリンバランス

整剤など）が多く含まれているため、とりすぎには注意が必要です。また、血中リン（無機リン）濃度の基準値は 2.7 ～ 4.6mg/dL とされており、この範囲外になると疾病の関与が疑われます。

リンの代謝と体内での役割

　体内のリンバランスは、食事によるリン摂取から腸管での吸収、骨形成・骨吸収、腎臓による尿中への排泄により保たれ、血中リン濃度の恒常性維持は厳密に制御されています（**図3**）。この制御のなかで、小腸のリン吸収と腎臓からのリン排泄はとくに重要です。

小腸リン吸収機構

　食品中に含まれるリンは、無機リンあるいは加水分解されやすい有機リン酸エステルのかたちで存在し、加水分解されると無機リンとなります。無機リンは、小腸から非常に効率よく吸収されます（例外：フィチン酸）。20 歳以上では、正味のリン吸収

は、一般的に摂取した量の 55 ～ 80％、乳児では 65 ～ 90％ とされます[1]。小腸のリン吸収は、①細胞を通過する経細胞輸送と、②細胞間を通過する細胞間隙輸送により構成されます。食事中のリンが少ない場合は、活性化ビタミン D $[1,25(OH)_2D_3]$ によって経細胞輸送が活性化され、この経細胞輸送を担うのが、ナトリウム依存性リン酸トランスポーター（NaPi-IIb、PiT1、PiT2）です[5]。

腎臓リン排泄機構

　健常な成人であれば、糸球体で濾過された原尿は 1 日におよそ 150 ～ 180L 産生されます。尿細管でさまざまな物質が再吸収、分泌を受けて、最終的に原尿の 1％ 程度にまで濃縮されます。濾過されたリンの 80％ 程度は再吸収され、そのうちの 60％ は近位尿細管で再吸収されます。再吸収は小腸のリン吸収と同じく、経細胞輸送と細胞間隙輸送により構成され、経細胞輸送を担うのが、ナトリウム依存性リン酸トランスポーター（NaPi-IIa、NaPi-IIc、PiT1、PiT2）です。NaPi-IIa、NaPi-IIc は、副甲状腺ホルモン（PTH）、$1,25(OH)_2D_3$、線維芽細胞増殖因子 23（FGF23）などによって発現量が調節され、リン再吸収を調節しています[5]。

過剰・不足時の問題

過剰時の問題

　現在の食生活では、加工食品の利用増加に伴い、食品添加物として使用される各種リン酸塩の摂取が多くなっています。リン欠乏よりもむしろリンの過剰摂取のほうが問題です。生体内ではリン・カルシウム積は維持されるため、リンのとりすぎはカルシウムの吸収を妨げ、骨代謝に影響をおよぼします。よってカルシウムとリンの摂取比率は、1：1 が理想とされています。

　また、腎機能が低下している場合は、尿へのリンの排出量が減るため、血液中のリン濃度が増加します（**図 4**）。高リン血症は血管石灰化の進行や心血管系イベントの増加をまねき生命予後を悪化させるため、慢性腎臓病患者や高齢者においては、リン過剰摂取に注意が必要です。

　リン摂取過剰でなくても、副甲状腺機能低下症により PTH の分泌が減少する場合や、体内に $1,25(OH)_2D_3$ が過剰に存在する場合は、血中リン濃度が増加します。

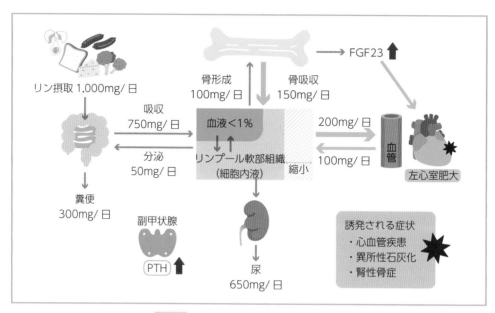

図4 腎機能低下時のリンバランス

リン摂取 1,000mg/ 日
吸収 750mg/ 日
分泌 50mg/ 日
糞便 300mg/ 日
副甲状腺 PTH
骨形成 100mg/ 日
骨吸収 150mg/ 日
血液<1%
リンプール軟部組織（細胞内液）
縮小
尿 650mg/ 日
FGF23
200mg/ 日
100mg/ 日
血管
左心室肥大
誘発される症状
・心血管疾患
・異所性石灰化
・腎性骨症

不足時の問題

　現在の食生活では、リン摂取不足になることはまずありません。ただし、生体内においては、副甲状腺機能亢進症によって PTH が過剰分泌されると、尿中リン排泄が増加し、血中リン濃度は低下します。また、ビタミン D 欠乏症や吸収不良症によっても血中リン濃度は低下します。血中リン濃度の基準値範囲は広いため、低リン血症になることはめったにありませんが、2.0mg/dL 以下の状態が続くと骨形成が低下し、くる病となります。FGF23 遺伝子異常により常染色体優性低リン血症性くる病 / 骨軟化症、FGF23 が腫瘍より過剰分泌する低リン血症（腫瘍性くる病 / 骨軟化症）もあります。リンの欠乏により、脱力感、筋力低下、溶血などの症状が出現します。

引用・参考文献

1）小川佳宏ほか翻訳編集．"リン"．最新栄養学：専門領域の最新情報．第 10 版．木村修一ほか翻訳監修．東京，建帛社，2014, 396-405.
2）厚生労働省．「日本人の食事摂取基準（2020 年版）」策定検討会報告書．（https://www.mhlw.go.jp/stf/newpage_08517.html, 2023 年 10 月閲覧）．
3）文部科学省．日本食品標準成分表 2020 年版（八訂）．（https://www.mext.go.jp/a_menu/syokuhinseibun/mext_01110.html, 2023 年 10 月閲覧）．

4）厚生労働省. 令和元年国民健康・栄養調査報告.（https://www.mhlw.go.jp/content/001066903.pdf, 2023
　　年10月閲覧）.
5）Tatsumi, S. et al. Regulation of renal phosphate handling : inter-organ communication in health and disease.
　　J. Bone Miner. Metab. 34（1）, 2016, 1-10.
6）Karp, H. et al. Differences among total and in vitro digestible phosphorus content of plant foods and
　　beverages. J. Ren. Nutr. 22（4）, 2012, 416-22.

 栄養素の マメ 知識

食品とリンの生体利用効率

　食品分析値によるリン含量は絶対値であり、腸管からの吸収率を考慮したものではあり
ません。食品中に含まれるリンの種類（有機リンもしくは無機リン）や、摂取源（動物性
もしくは植物性）によって、吸収率は異なります。たとえば、動物性たんぱく質食品に含
まれるリンは有機リンとして存在するため、容易に加水分解され腸管から吸収されます。
一方、植物性たんぱく質食品（豆類や穀類など）に含まれるリンの大部分はフィチン酸の
かたちで存在し、フィターゼという酵素によって加水分解されますが、ヒトはフィターゼ
をもたないため腸管からの吸収が低くなります。そのため、見かけ上のリン含量が多くて
も吸収率が低いため、生体利用効率は50%未満とされています[6]。また、添加物として含
まれる無機リンの吸収率は90%以上です。リンの摂取制限には、植物性たんぱく質の利用
がおすすめです。

3 カリウム

東京医療保健大学医療保健学部医療栄養学科准教授　**北島幸枝**　きたじま・ゆきえ

カリウムの特徴

カリウムとは

　　カリウムは生体内でもっとも多く存在するミネラルです。カリウムの体内分布は、ナトリウムとは逆で、その98％が細胞内に含まれ、細胞外である血管内は少量です。細胞内カリウムは、骨格筋や肝臓、骨などにプールされています。細胞内濃度は140mEq/L、細胞外濃度は4mEq/L です。この濃度差が筋収縮や神経の刺激伝達など活動電位に関与するため、濃度異常はさまざまな細胞の機能障害をひき起こします。血清カリウム濃度が3.5 〜 5.0mEq/L という狭い範囲は、生体内での厳格なコントロールが必要であることを示しています（**図1**）。

カリウム摂取の目安量・目標量

　　「日本人の食事摂取基準（2020 年版）」[1)]では、カリウム摂取の目安量は18歳以上の男性は2,500mg/ 日、女性は2,000mg/ 日です。目標量（生活習慣病の発症予防）は18歳以上の男性は3,000mg/ 日以上、女性は2,600mg/ 日以上です。世界保健機構（WHO）[2)]による血圧低下および脳卒中リスク低下のための摂取量は、男女ともに3,510mg/ 日以上とされています。

カリウムを多く含む食品

　　カリウムはさまざまな食品に含まれていますが、とくに野菜、くだものに多く含まれています。おもな食品を**図2**[3)]に示します。

カリウムの代謝と体内での役割

　　カリウムの体内での役割は、細胞内外のバランスを保ち体内の状態を一定に維持することからエネルギー代謝の関与までさまざまです。これらのはたらきは、ナトリウムとの連携が必須です。

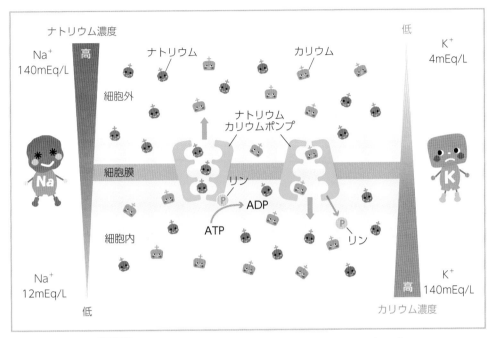

図1　生体内におけるカリウム濃度の調整と Na-K ポンプ

エネルギー産生の助けを受けて細胞外へ 3 つの Na^+ を出すとともにリンが 1 つでき、2 つの K^+ とリンが一緒に細胞内に取り込まれる。

細胞内液の浸透圧の維持

　　細胞内のカリウムイオンは、細胞膜を自由に通過することはできません。そのため、細胞内と細胞間質に水を引き込む力（浸透圧）をつくり、細胞外液の水を細胞内に移動させます。

神経・筋肉細胞の興奮伝導、収縮の調節

　　カリウムの体内分布における濃度勾配が細胞膜で電位を発生させ（膜電位）、神経細胞や筋肉細胞への興奮の伝達とその調節をしています。このはたらきはカリウム単独で行われるのではなく、ナトリウムのはたらきも必須です（**127 ページ参照**）。

エネルギー代謝

　　膜電位の発生は、ナトリウムを細胞外に追い出し、カリウムを細胞内に取り込む機能（Na-K ATPase：Na-K ポンプ）によって行われています（**図1**）。このポンプには、ATP から ADP に変化する際に生じる高エネルギーリン酸（ATPase）が必要です。したがって、ATP からのエネルギー産生がなくなってしまうと、このポンプ機能がはた

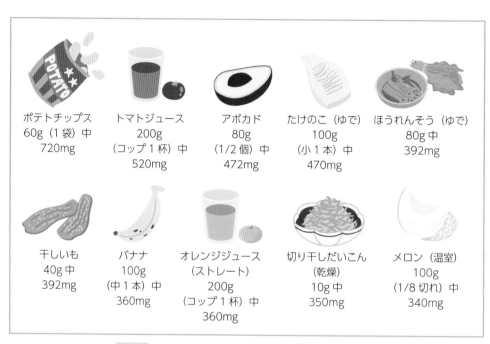

図 2 カリウムを多く含む食品 (文献 3 を参考に作成)

ポテトチップス 60g（1 袋）中 720mg	トマトジュース 200g （コップ 1 杯）中 520mg	アボカド 80g （1/2 個）中 472mg	たけのこ（ゆで） 100g （小 1 本）中 470mg	ほうれんそう（ゆで） 80g 中 392mg
干しいも 40g 中 392mg	バナナ 100g （中 1 本）中 360mg	オレンジジュース （ストレート） 200g （コップ 1 杯）中 360mg	切り干しだいこん （乾燥） 10g 中 350mg	メロン（温室） 100g （1/8 切れ）中 340mg

らかなくなり、膜電位は発生しなくなってしまいます。

酸塩基平衡の維持

　　食事や細胞の代謝で負荷される酸（水素イオン）によって細胞内が酸性に傾くことを中和する緩衝剤の役割があります。pH の異常がみられたときは、細胞内液と細胞外液との間でカリウムイオンとナトリウムイオンの交換が行われ、pH を調整します。

体液量・血圧の調節

　　カリウムは、腎臓でのナトリウムの再吸収を抑制したり、尿中へのナトリウム排泄を促進させたりして、体内のナトリウムと水分のバランスをはかり、体液量や血圧を調節しています。

過剰・不足時の問題

過剰時の問題

　　カリウムは多くの食品に含まれています。腎機能が正常な者での過剰摂取の危険性

は低く、「日本人の食事摂取基準（2020年版）」[1]におけるカリウムの耐容上限量も示されていません。ただし、カリウムのサプリメントやカリウムを多く含む健康食品の多量かつ習慣的な摂取がある場合は、過剰症のリスクは高くなります。

　一方、腎機能が低下している者は、カリウムの過剰摂取に注意が必要です。とくにCKDステージ3b以上や血清カリウム値5.5mEq/L以上の場合は、病態の治療とともに食事からのカリウム摂取管理を行います。カリウムは大部分が尿中に排泄されますが、腎不全などで腎機能が低下するとカリウムがうまく排泄されなくなり、高カリウム血症になってしまいます。高カリウム血症になると、筋収縮が調節できなくなり、四肢のしびれ、心電図異常などの症状が現れ、重篤な場合は心停止を起こすこともあります。腎機能は加齢により低下するため、CKD患者は高齢者に多くみられます。とくに高齢者の栄養管理や栄養食事指導を行う前には、腎機能に関連した検査項目を確認することが大切です。

不足時の問題

　カリウムは動物性食品や植物性食品に豊富に含まれているので、通常の食事ではほとんど欠乏症はみられません。しかし、激しい嘔吐や下痢、利尿薬の長期使用などの場合はカリウムの排泄量が増すため、カリウム欠乏を生じる可能性があります。カリウム欠乏のおもな症状は、脱力感、筋力低下、食欲不振、骨格筋の麻痺などです。

引用・参考文献

1）厚生労働省.「日本人の食事摂取基準（2020年版）」策定検討会報告書.（https://www.mhlw.go.jp/stf/newpage_08517.html, 2023年9月閲覧）.
2）WHO. Guideline : Potassium intake for adults and children. Geneva, World Health Organization WHO, 2012.
3）文部科学省. 日本食品標準成分表2020年版（八訂）.（https://www.mext.go.jp/a_menu/syokuhinseibun/mext_01110.html, 2023年9月閲覧）.

コラム　栄養素のマメ知識
カリウムという名の由来

　カリウム（Kalium）はアラビア語の「植物の灰（Kaljan）」が由来のドイツ語です。英語ではpotassiumとなりますが、potassiumの由来は「つぼ（pot）のなかで草木を燃やした後の灰（ashe）」とされ、どちらも灰が由来の名称です。

第4章　ミネラル

Nutrition Care 2023 冬季増刊　123

4 ナトリウム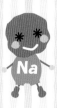

東京医療保健大学医療保健学部医療栄養学科准教授 **北島幸枝** きたじま・ゆきえ

ナトリウムの特徴

ナトリウムとは

　　ナトリウムイオン（Na^+）は、カリウムの体内分布とは相反し、90％が細胞外（細胞外液 2/3、骨 1/3）に、10％が細胞内に存在する細胞外液の主要な陽イオンです。血清ナトリウムイオン濃度は 140mEq/L 前後で、塩素イオンや重炭酸イオンとともに、浸透圧、酸塩基平衡の調節に重要な役割を果たしています。ナトリウムイオンは腎臓で調節され体内のナトリウムイオンの平衡を維持しています。ナトリウムイオンのほとんどは糸球体で濾過された後、尿細管と集合管で再吸収され、尿中への排泄は約1％程度です。

ナトリウム摂取の推定平均必要量・目標量

　　「日本人の食事摂取基準（2020 年版）」[1] では、ナトリウムの推定平均必要量は男女ともに 600mg/ 日（食塩相当量 1.5g）です。ナトリウムの推定平均必要量は、ナトリウム不可避損失量として策定されています。また、目標量（生活習慣病の発症予防）は男性 7.5g/ 日未満、女性 6.5mg/ 日未満です [1]。

　　図 1 に食塩摂取量について示します。世界保健機関（WHO）[2] では男女ともに 5.0g/ 日未満に、「高血圧治療ガイドライン 2019」[3] では 6.0g 未満としています。「慢性腎臓病に対する食事療法基準 2014 年版」[4] では、3g 以上 6g 未満としており、末期腎不全においては、血液透析患者では 6g 未満、腹膜透析（PD）患者では「PD 除水量（L）× 7.5 ＋ 尿量（L）× 5」としています [4]。

ナトリウムを多く含む食品

　　ナトリウムを多く含む食品について、**図 2** [6] に示します。

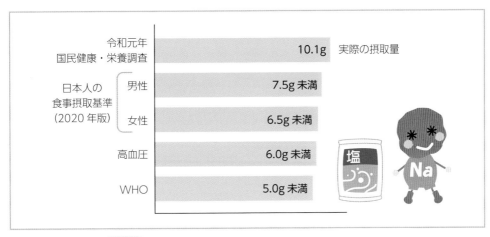

図 1　食塩相当量摂取の基準値（文献 2 〜 5 を参考に作成）

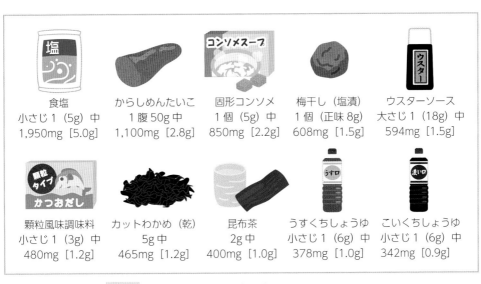

図 2　ナトリウムを多く含む食品（文献 6 を参考に作成）

［　］内は食塩相当量を示す。

ナトリウムの代謝と体内での役割

　ナトリウムイオン（以下ナトリウム）は、塩化ナトリウム（食塩）のかたちで、私たちの食生活にはとても身近な栄養素です。調味料（食塩、みそ、しょうゆなど）、加工食品やインスタント食品、それらに使用される食品添加物の材料など、ナトリウム

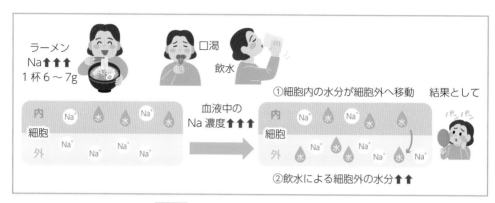

図3 ナトリウム摂取と飲水の関係

を摂取する機会は多くあります。日本人は食文化の背景から諸外国に比べナトリウムの過剰摂取が問題となっていますが、体内では重要な役割を担っています。

細胞外液の浸透圧の維持

　水は濃度の低いほうから高いほうへ移動します。塩からいものを食べた後にのどが渇く理由は、血清ナトリウム濃度が上昇し血漿浸透圧が上がるため、水分を体に取り入れて浸透圧をもとに戻そうとするはたらきが生じるからです。このはたらきは、口渇中枢によって調整されています（**図3**）。

体液量・血圧の調節

　体内のナトリウムの平衡は腎臓で調節されていますが、そのコントロールは各種ホルモンが作用しています。ナトリウムの再吸収には、アルドステロンがネフロン（遠位部）に作用することで調節されています。腎機能が正常な場合、ナトリウムの摂取量と排泄量はほぼ等しいため、食塩摂取管理がカギとなる慢性腎臓病では、24時間蓄尿を実施し、24時間尿中ナトリウム排泄量から推定食塩摂取量を算出することで食事指導の順守度などを評価します。そのほか、体液量の増減に対応して血圧の調節（レニン–アンジオテンシン–アルドステロン系）が行われ、血圧を一定に維持するはたらきがあります。

酸塩基平衡の維持

　エネルギー産生の過程で生じた酸を中和するために、ナトリウムが緩衝剤としてはたらき、体液のpH維持に努めています。

神経細胞や筋肉細胞へのはたらき

カリウムイオンと協働して、細胞内外のナトリウム濃度勾配とナトリウムの細胞膜移動に伴い生じる電位（活動電位）によって、各細胞で情報伝達や筋収縮を行っています（**121ページ**参照）。

ブドウ糖やアミノ酸などの輸送

細胞内外のナトリウム濃度勾配と細胞内の負の電位（電気的勾配）を利用して、ナトリウムが細胞内へ流れ込むときに一緒にブドウ糖やアミノ酸も細胞内に運ぶはたらきがあります。

過剰・不足時の問題

過剰時の問題

ナトリウムを過剰に摂取した場合、一過性では口渇感や浮腫が生じます。長期間のナトリウム過剰摂取は、高血圧症を発症するリスクが高くなります。さらに、高血圧状態を介して慢性腎臓病の発症に影響することが考えられます。

不足時の問題

通常、腎臓の機能が正常で、食事ができている状況下では、ナトリウムが不足することはほとんどありません。高度な脱水時や不適切な水分過剰補給時に低ナトリウム血症（135mEq/L以下）となり、全身倦怠感、頭痛、嘔吐、けいれんなどを生じることがあります。ただし、低ナトリウム血症は、腎障害やホルモン異常が関係する場合もあるため、ナトリウムの安易な補給は危険です。

第 **4** 章 ミネラル

コラム 栄養素のマメ知識
食塩と水の関係

仲よし

1gの塩化ナトリウムは17mEq（17mmol）のナトリウムイオンに相当します。血清ナトリウムイオン濃度は140mEq/L前後です。大雑把に考えると食塩8.2gの摂取には1Lの水が必要となります。浸透圧を保つためにナトリウムと水分はとても仲よしです。

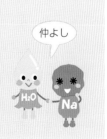

一方、食事摂取量が極端に低下した患者では、エネルギーやたんぱく質だけでなくナトリウムの摂取量も不足していることが多いです。また、食塩コントロールが必要な疾患において過度な減塩は、かえって食事摂取量を低下させ、栄養障害の発症のリスクが高くなってしまいます。塩味はおいしさを感じる五味の1つです。ナトリウムの摂取はよい面と悪い面があることを踏まえて栄養教育と料理への活用を考えたいものです。

引用・参考文献

1）厚生労働省.「日本人の食事摂取基準（2020年版）」策定検討会報告書.（https://www.mhlw.go.jp/stf/newpage_08517.html, 2023年10月閲覧）.
2）WHO. Guideline : potassium intake for adults and children.（https://www.who.int/publications/i/item/9789241504829, 2023年10月閲覧）.
3）日本高血圧学会高血圧治療ガイドライン作成委員会編."生活習慣の修正". 高血圧治療ガイドライン2019. 東京, ライフサイエンス出版, 2019, 64-75.
4）日本腎臓学会. 慢性腎臓病に対する食事療法基準2014年版. 日本腎臓学会誌. 56（5）, 2014, 553-99.
5）厚生労働省. 令和元年国民健康・栄養調査報告.（https://www.mhlw.go.jp/stf/seisakunitsuite/bunya/kenkou_iryou/kenkou/eiyou/r1-houkoku_00002.html, 2023年10月閲覧）.
6）文部科学省. 日本食品標準成分表2020年版（八訂）.（https://www.mext.go.jp/a_menu/syokuhinseibun/mext_01110.html, 2023年10月閲覧）.

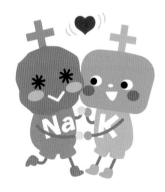

5 クロール Cl

東京医療保健大学医療保健学部医療栄養学科准教授　**北島幸枝**　きたじま・ゆきえ

クロールの特徴

クロールとは

　クロールイオン（Cl⁻）は、細胞外液中でもっとも多い陰イオンです。クロールイオンは、重炭酸イオン（HCO₃⁻）とナトリウムイオン（Na⁺）の影響を受けながら、酸塩基平衡（pH の維持）や浸透圧の調整にかかわっています。私たちは、クロールを塩化ナトリウム（食塩）や塩化カリウムのかたちで摂取しています。そのため、食塩の過剰摂取はクロールの過剰摂取であると理解してよいでしょう。摂取されたクロールは、腸管で吸収され、おもに腎臓で排泄されます。また、クロールは水素イオンと結合し胃酸（HCl）を構成します。

クロール摂取の基準値

　クロールの摂取基準などが示されたものはありません。クロールの血中濃度の基準値の目安は 101 〜 108mEq/L です。

クロールを多く含む食品

　塩化ナトリウム（食塩）や塩化カリウムが多く含まれている調味料、食品などです。

クロールの代謝と体内での役割

　細胞外液の陰イオンの約 70% を占めるクロールイオンは、細胞外液中に多く含まれる陽イオンのナトリウムイオンと 2 番目に多い陰イオンの重炭酸イオンのはたらきを助ける役割があります。ナトリウムイオンの再吸収が増加すれば電気勾配にしたがい、クロールイオンの再吸収も増加します。また、ナトリウムイオンの再吸収には重炭酸イオンも関係します。重炭酸イオンの再吸収が減少する場合、同じ陰イオンのクロールイオンの再吸収は増加します。重炭酸イオンが減りクロールイオンが増えると血液中の pH は酸性に傾き、重炭酸イオンが増えクロールイオンが減るとアルカリ性

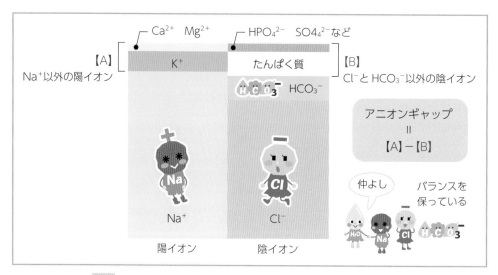

図 クロールイオンによる酸塩基平衡の維持と浸透圧の調整

になります。このように、クロールイオンは、重炭酸イオンと調整しながら体内の酸塩基平衡の維持にかかわると同時に、ナトリウムとの浸透圧の調整にも貢献していることから、クロールイオンの動態は、重炭酸イオンとナトリウムイオン、そしてナト

コラム 栄養素のマメ知識
血清クロール値の活用とアニオンギャップ

　血漿中の陽イオンと陰イオンはバランスを保っており、アニオンギャップ（AG）とは、測定できない陽イオンと陰イオンの差をさします。何らかの病態により酸がたまる（測定できない陰イオンの上昇）とAGが上昇します。実際には、測定できない両イオンの代わりに、陽イオンの大部分を占めるナトリウムイオンと、陰イオンの大部分を占めるクロールイオンと重炭酸イオンの合計「$AG = Na^+ - (Cl^- + HCO_3^-)$」を用いてAGを求めます（図）。AGは、代謝性アシドーシスの病態を評価するために重要な指標で、正常値は12mEq/Lです。AG上昇による代謝性アシドーシスは、ケトアシドーシスや乳酸アシドーシス、腎不全などを疑い、AG正常の代謝性アシドーシスは、下痢や尿細管性アシドーシスなどを疑います。ただし、AGは血清アルブミン値の影響を強く受けるため、低アルブミン血症時には注意します。

リウムイオンと切っても切り離せない水分に依存しています（**図**）。

過剰・不足時の問題

過剰時の問題

　クロールの摂取源は塩化ナトリウムおよび塩化カリウムであるため、それらの過剰時にクロールも一時的に過剰になっていると考えます。高クロール血症は、過剰な食塩など塩化物の摂取以外に、水分欠乏、生理食塩液や高張食塩液などの大量投与、重度の下痢や尿細管アシドーシスなどによって生じます。

不足時の問題

　腎機能が正常で、食事ができている状況下では、クロールが不足することはほとんどありません。低クロール血症は、過度な食塩制限（低ナトリウム食）によるものや過剰な水分摂取による希釈性の低クロール血症、嘔吐（胃液の喪失）や利尿薬の過剰・長期投与によるクロール喪失、重炭酸イオンの増加による代謝性アルカローシスによって生じます。また、アルカリ化剤（重曹や炭酸カルシウムなど）の過剰投与によって代謝性アルカローシスとなり低クロール血症を来す場合もあります。

引用・参考文献

1）中屋豊. "クロール（Cl）：血液中で一番多い陰イオン". 図解入門 よくわかる栄養学の基本としくみ. 東京, 秀和システム, 2009, 160-3,（メディカルサイエンスシリーズ）.
2）土井盛博. "ナトリウム（Na）／クロール（Cl）". 改訂2版 透析患者の検査値ポケットブック：患者指導にすぐ使える. 友雅司編. 大阪, メディカ出版, 2020, 42-6.

コラム　栄養素のマメ知識

塩素の活用

　クロールは、クロールイオンとして体内に存在し、生体内で重要なはたらきを担っていますが、塩素としての単体は強い毒性をもちます。身近なものでは、漂白剤や殺菌剤として用いられている次亜塩素酸です。プールや水道水の消毒にも使われています。また、工業的には、電気分解によって発生した塩素ガスを高圧下で液体とし、塩酸や合成樹脂原料としてポリ塩化ビニルなどの製品に利用されます。

6 マグネシウム Mg

東京医療保健大学医療保健学部医療栄養学科准教授　**北島幸枝** きたじま・ゆきえ

マグネシウムの特徴

マグネシウムとは

　　マグネシウムイオン（Mg^{2+}）は、体内に約 25g 存在し、その大部分が骨と筋肉に蓄えられています。腸管からの吸収率は約 30 ～ 50％とされ、便と尿から排泄されますが、摂取量と排泄量のバランスは保たれています。血液中のマグネシウム濃度（1.4 ～ 2.4mg/dL）は、腎臓での再吸収機構と骨からのマグネシウムイオンの遊離により一定に保つよう調整されています。マグネシウムイオンは、骨や歯の形成や種々の酵素反応、エネルギー産生などに関する補酵素として重要な役割をもっています。

マグネシウム摂取の推奨量

　　「日本人の食事摂取基準（2020 年版）」[1] では、マグネシウム摂取の推奨量は、18 ～ 29 歳の男性 340mg/ 日、女性 270mg/ 日、30 ～ 64 歳の男性 370mg/ 日、女性 290mg/ 日、65 ～ 74 歳の男性 350mg/ 日、女性 280mg/ 日、75 歳以上の男性 320mg/ 日、女性 260mg/ 日としています。通常の食品からの摂取による耐容上限量は設定されていませんが、通常の食品以外からの摂取量の耐容上限量は、成人の場合 350mg/ 日とされています。

マグネシウムを多く含む食品

　　マグネシウムを多く含む食品について、**図 1** [2] に示します。

マグネシウムの代謝と体内での役割

骨の形成

　　マグネシウム（Mg）の約 60％は骨に存在しています。骨形成において、骨の成分であるリン酸カルシウムの結晶がつくられる際にマグネシウムが加わることで結晶に弾力と強度を与えます。マグネシウムは骨をつくる大切なミネラルの一つです

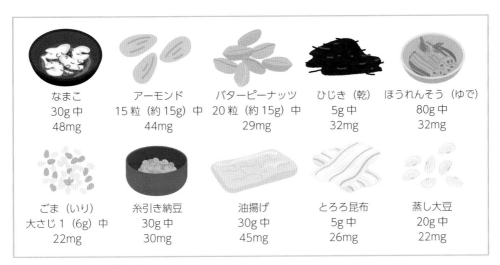

図 1　マグネシウムを多く含む食品（文献 2 を参考に作成）

なまこ
30g 中
48mg

アーモンド
15 粒（約 15g）中
44mg

バターピーナッツ
20 粒（約 15g）中
29mg

ひじき（乾）
5g 中
32mg

ほうれんそう（ゆで）
80g 中
32mg

ごま（いり）
大さじ 1（6g）中
22mg

糸引き納豆
30g 中
30mg

油揚げ
30g 中
45mg

とろろ昆布
5g 中
26mg

蒸し大豆
20g 中
22mg

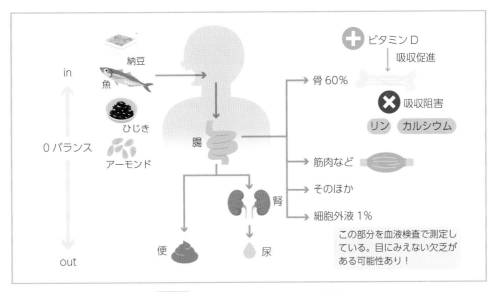

図 2　マグネシウムの体内での役割

（図 2）。

酵素の補酵素としての役割

　　マグネシウムは、たくさんの酵素を活性化する補酵素としての役割があります。とくにエネルギー代謝にかかわる酵素の補酵素として活躍します。エネルギーは、アデ

ノシン三リン酸（ATP）がATPアーゼという酵素によってアデノシン二リン酸（ADP）に分解されるときに発生しますが、マグネシウムはATPアーゼの補酵素としてはたらきます。細胞内外のミネラル濃度は、細胞膜にあるポンプを使って各種ミネラルを入れたり出したりして調整していますが、そのポンプを動かすにはエネルギーが必要です。マグネシウムは、エネルギー代謝に関与しているだけでなく、間接的に細胞内外の濃度勾配にも関与しています。

筋収縮や神経機能への関与

マグネシウムは、骨以外に筋肉やそのほかの組織に約35％存在します。細胞内に入る同じ2価のカルシウムと調整し合い、筋肉や血管の収縮、神経の興奮伝達に関与しています。筋肉はマグネシウムによって弛緩し、カルシウムによって収縮しており、血液中のマグネシウムが欠乏すると筋肉のけいれんが起こりやすくなります。とくに、強度な運動時など大量に発汗した際は、マグネシウムの喪失により筋肉の収縮が過剰に起こることで筋けいれんが生じやすい状態になります。筋肉の収縮は、筋肉内の血管の収縮にも影響するため、血管の収縮が正常に行われない場合、高血圧症や心疾患のリスクにもつながります。また、軽度の心理的ストレスが尿中マグネシウム排泄を増加させ、血中マグネシウム濃度の低下により神経興奮がおさまらない状態となります[3]。

過剰・不足時の問題

過剰時の問題

徐脈や血圧低下、傾眠傾向、意識障害などがみられます。重篤な場合、心停止となる可能性があります。マグネシウムの過剰を来す原因は、食品からではなく、マグネシウム含有の制酸薬や下剤、健康食品、サプリメントなど食事性以外からの負荷がほとんどです。とくに腎機能が低下している患者には注意が必要です。

不足時の問題

慢性的な下痢や嘔吐、長期の食事摂取量不足、吸収不良症候群や急性膵炎などによるマグネシウムの吸収低下や、長期の利尿薬の服用など薬剤性の排泄増加による低マグネシウム血症を認める場合があります。アルコール多飲によるマグネシウム排泄増加もあります。低マグネシウム血症の症状は、易疲労感や脱力感、抑うつや不安、不

整脈、消化不良など多岐にわたります[4]。

　マグネシウムは、豆類や種実類、藻類、魚介類に多く含まれており、バランスのよい食事がとれている場合、欠乏はほとんどありません。しかし、私たちの食生活は大きく変化しています。「国民健康・栄養調査結果」において、2003年（平成15年）に比べ2019年（令和元年）では、豆類の摂取量は60～65gの範囲で大きな変化はありませんが、魚介類の摂取量は約25g、藻類の摂取量は約3.5g減少しています（20歳以上）[5, 6]。変化がなかった豆類も意識しないとふだんの食事では摂取しづらい食品群です。日ごろからさまざまな食品群をバランスよくとることを意識することが大切です。

引用・参考文献

1) 厚生労働省. 「日本人の食事摂取基準（2020年版）」策定検討会報告書. (https://www.mhlw.go.jp/stf/newpage_08517.html, 2023年10月閲覧).
2) 文部科学省. 日本食品標準成分表2020年版（八訂）. (https://www.mext.go.jp/a_menu/syokuhinseibun/mext_01110.html, 2023年10月閲覧).
3) 西牟田守. ストレスによる尿中マグネシウム排泄の増大. マグネシウム. 7, 1988, 123-32.
4) 中屋豊. "マグネシウム（Mg）：骨や歯の形成に欠かせない". 図解入門 よくわかる栄養学の基本としくみ. 東京, 秀和システム, 2009, 185-6, （メディカルサイエンスシリーズ）.
5) 厚生労働省. "栄養素等摂取状況調査の結果". 令和元年国民健康・栄養調査報告. (https://www.mhlw.go.jp/content/000711006.pdf, 2023年10月閲覧).
6) 厚生労働省. "栄養素等摂取状況調査の結果". 平成15年国民健康・栄養調査報告. (https://www.mhlw.go.jp/bunya/kenkou/eiyou-chosa2-01/pdf/03a.pdf, 2023年10月閲覧).

第4章　ミネラル

コラム　栄養素のマメ知識
ミネラルウォーターの軟水と硬水の違い

　豆腐をつくるために必要な「にがり」のおもな成分はマグネシウムです。また、もっとも身近なマグネシウム補給は、ミネラルウォーターです。ミネラルウォーターは軟水と硬水がありますが、その違いは、カルシウムやマグネシウムなどのミネラルの含有量です。ミネラルの含有量が多く硬度が高い水が硬水となります。最近は、諸外国のミネラルウォーターも販売されています。硬水は味わいが重く複雑な印象がありますが、硬度にも幅があります。機会があれば、商品の栄養成分表示のミネラル含有量を確認して試してみてください。

7 鉄

福岡女子大学国際文理学部食・健康学科准教授　**佐久間理英**　さくま・まさえ

鉄の特徴

鉄とは

　　成人の体内には約 3 〜 4g の鉄が存在しており、体内の鉄は機能鉄と貯蔵鉄に大別されます。機能鉄とは、赤血球中のヘモグロビンの構成成分や筋肉中のミオグロビンなど、酸素の運搬や保持に関与するものであり、体内鉄の約70％を占めています。残りの約30％を占める貯蔵鉄は、おもにフェリチンとして肝臓に蓄えられており、必要に応じて血清鉄に動員され、機能鉄に利用されます。

ヘム鉄と非ヘム鉄

　　食品中に含まれる鉄は、ヘム鉄とよばれる二価鉄（Fe^{2+}）と非ヘム鉄とよばれる三価鉄（Fe^{3+}）に分類されます。ヘム鉄は、ヘモグロビンやミオグロビンに含まれるものであり、肉や魚などの動物性食品に多く含まれています。一方、ヘム鉄以外の鉄を非ヘム鉄といい、野菜や穀類、海藻や乳製品に含まれています。日本人のおもな鉄の供給源は植物性食品であり[1]、非ヘム鉄からの摂取が多くを占めています。

　　摂取した鉄の体内での吸収率はヘム鉄と非ヘム鉄で大きく異なっており、ヘム鉄のほうが非ヘム鉄よりも数倍高いことが知られています。これは、鉄を吸収する小腸上皮細胞の輸送体（DMT1）が、二価鉄しか輸送できないことによります。そのため、三価鉄である非ヘム鉄は、還元作用を有する胃酸やビタミンCによって二価鉄に変換されることで、吸収率が向上します。そのほか、クエン酸や乳酸、動物性たんぱく質によっても吸収が促進されます。一方、穀類の外皮に含まれるフィチン酸、野菜に含まれるシュウ酸、緑茶や紅茶に含まれるタンニン、食物繊維などは、消化管内で鉄と結合することで、鉄の吸収を阻害することが知られています。このように、非ヘム鉄は共存する因子によって吸収率が影響を受けるという特徴があります。

鉄摂取の推定平均必要量・推奨量・耐容上限量

　　「日本人の食事摂取基準（2020 年版）」[2]では、摂取不足の回避を目的とした指標と

して、0〜5ヵ月の乳児を除き、推定平均必要量と推奨量が算定されています。

　鉄は、摂取量に応じて吸収率が変動し、摂取量が少なくても平衡状態が維持されるため、必要量の算出に出納法を用いると、必要量を少なく見積もってしまうおそれがあります。そのため、鉄の必要量の算定には、要因加算法が用いられています。算定にあたっては、すべての性・年齢階級において基本的鉄損失量と吸収率（15％）が考慮されており、加えて月経のある女性においては月経血による鉄損失量が、6ヵ月〜17歳においては成長に伴う鉄蓄積量が、それぞれ加味されています。

　「日本人の食事摂取基準（2020年版）」[2] において鉄の推奨量は、成人男性では7.5mg/日、成人女性では月経なしの場合で6.5mg/日、月経ありの場合で10.5〜11.0mg/日と算定されています。また、妊娠期には胎児の成長や臍帯・胎盤の形成、循環血液量の増加、授乳期には母乳への鉄損失に伴い鉄の需要が増加するため、それぞれ付加量が算定されています（妊娠初期：＋2.5mg/日、中・後期：＋9.5mg/日、授乳婦：＋2.5mg/日）。

　鉄の摂取量が100mg/日を超えると、過剰症である臓器への鉄沈着症が発症すると推定されていることから、過剰摂取による健康障害の回避を目的とした指標である耐容上限量が算定されています。15歳以上の男性の耐容上限量は、100mg/日に不確実性因子2を適用して50mg/日、15歳以上の女性では男性との体重差を考慮して40mg/日とされています。

鉄の代謝と体内での役割

　食事から摂取された鉄は、十二指腸から空腸上部で吸収されて血液中に移行します。血液中の鉄（血清鉄）は、鉄輸送たんぱく質であるアポトランスフェリンと結合してトランスフェリンとなり、血流にのって肝臓に運ばれます。肝臓に運ばれた鉄は、アポフェリチンというたんぱく質と結合してフェリチンとなり、貯蔵されます。フェリチンは必要に応じて血液中に放出され、骨髄や筋肉に運ばれてヘモグロビンやミオグロビンの合成に利用されます。ヘモグロビンは赤血球の構成成分であり、体中に酸素を運搬する役割を担っています。赤血球の寿命は約120日であり、寿命を迎えると脾臓で破壊されます。このとき、ヘモグロビンから遊離した鉄は血中に移行し、ふたたび体内で利用されます。また、筋肉中のミオグロビンは、ヘモグロビンから酸素を

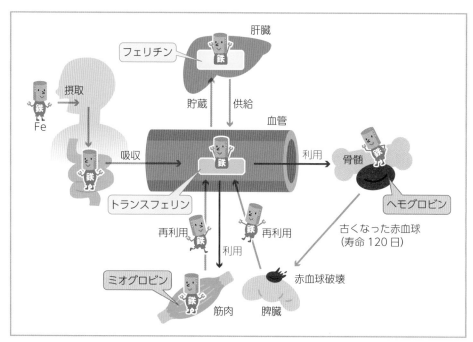

図1 体内の鉄の代謝

受けとり、筋肉内に酸素を保持する役割を担っており、ミオグロビン中の鉄も体内で再利用されます。このように、鉄は体内で非常に効率よくリサイクルされる機構が備わっています（**図1**）。

　一方、体外に失われる鉄としては、胆汁や小腸粘膜細胞の脱落による糞便中への排泄、皮膚の脱落、汗、尿として失われるものがあり、これらをあわせたものを基本的「鉄損失量」といいます。そのほか、女性では月経によっても鉄が失われます。私たちが体内の鉄平衡状態を維持するには、体外損失量に相当する鉄を食事から摂取する必要があります。

過剰・不足時の問題

過剰時の問題

　鉄は、通常の食品を摂取している限り、とりすぎになる心配はありません。しかし、鉄剤やサプリメントなどによって長期的に大量の鉄を摂取すると、鉄の過剰症である

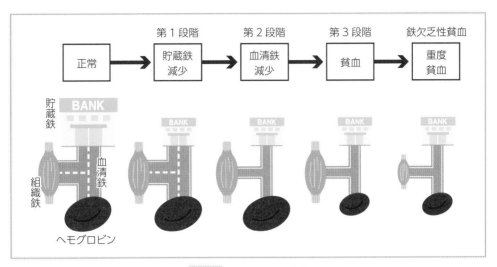

図2　体内の鉄の減少

第2段階では、まだ血中のヘモグロビン値は正常を保っている。

ヘモクロマトーシスを発症する危険性が高くなります。ヘモクロマトーシスとは、さまざまな臓器に鉄が沈着して機能障害をもたらす疾患であり、肝硬変や心不全、皮膚色素沈着、性腺機能低下などがあげられます。また、まれに遺伝的に鉄が蓄積しやすい体質の人がいるため、このような人はとくに注意が必要です。

不足時の問題

　体内の鉄の大部分はヘモグロビンの材料として利用されるため、不足すると鉄欠乏性貧血を生じます。貧血とは、血液中のヘモグロビン量が減少した状態と定義されています。しかし、鉄の摂取量が不足しても、すぐに貧血になるわけではありません。まずは鉄欠乏の第1段階として、肝臓などの貯蔵鉄が減少し、次いで第2段階として血清鉄が減少します。この段階では、まだ血中のヘモグロビン値は正常を保っています。鉄不足の状態が続くと、第3段階としてヘモグロビンの合成が阻害され、鉄欠乏性貧血を発症します。さらに重度の貧血になると、組織鉄の減少がみられます（**図2**）。ヘモグロビンは体中に酸素を運搬する役割を担っているため、貧血になると全身の細胞が酸素不足になることで、疲労感や倦怠感、動悸、息切れなどの症状が現れます。また、鉄の欠乏により、作業能力の低下、精神・運動発達障害、知的障害、体温調節機能障害、免疫・感染抵抗力の低下、妊娠への悪影響などが起こることもあります。

引用・参考文献

1）厚生労働省. 令和元年国民健康・栄養調査報告.（https://www.mhlw.go.jp/stf/seisakunitsuite/bunya/kenkou_iryou/kenkou/eiyou/r1-houkoku_00002.html, 2023 年 10 月閲覧）.

2）厚生労働省.「日本人の食事摂取基準（2020 年版）」策定検討会報告書.（https://www.mhlw.go.jp/stf/newpage_08517.html, 2023 年 10 月閲覧）.

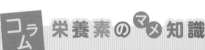

鉄欠乏性貧血になりやすい人

　鉄欠乏性貧血の原因として、鉄の摂取不足のほかに、鉄の損失増大があげられます。女性は月経によって定期的に鉄を失うため、男性よりも貧血になるリスクが高いといえます。また、鉄欠乏性貧血は運動選手にも多くみられます。これは、ジャンプなどで足裏への衝撃がくり返されて赤血球が壊れることや、汗にも鉄が含まれるため大量の汗をかくことで相当量の鉄を失うことによるものです。貧血は、運動パフォーマンスの低下をもたらすため、食事管理による予防と対策が重要です。

　また、胃の機能低下により胃酸の分泌が低下したり、胃を切除したりすると、胃で三価鉄から二価鉄への還元が十分に行われず、鉄の吸収が妨げられるため、鉄欠乏性貧血のリスクが高くなります。

8 亜鉛

福岡女子大学国際文理学部食・健康学科准教授　**佐久間理英** さくま・まさえ

亜鉛の特徴

亜鉛とは

　亜鉛は成人の体内に約2g含まれており、そのうち約95％が細胞内に存在しています。細胞内では、ほとんどが細胞内たんぱく質と結合したかたちで存在しています。亜鉛は、おもに骨格筋、骨、皮膚、肝臓、脳、腎臓、前立腺などに幅広く分布しており、血液や髪の毛、爪にもわずかに含まれています。体内に存在する亜鉛のうち、約60％が骨格筋、約20〜30％が骨に存在しています。

　亜鉛の小腸での吸収は、鉄や銅、マンガンと同じ輸送体（DMT1）を介するため、これら二価の陽イオンと競合します。亜鉛の小腸での吸収率は約30％とされていますが、亜鉛の摂取量によって変動することが知られています。一方、亜鉛の損失については、尿中への排泄量はごくわずかであり、おもに糞便中への排泄（腸管粘膜の脱落、膵液や胆汁の分泌）、発汗や皮膚の脱落、精液や月経血への逸脱によります。亜鉛の吸収は、動物性たんぱく質、クエン酸、ビタミンCなどによって促進されます。亜鉛を多く含む食品として大豆もあげられますが、大豆に含まれるフィチン酸は、亜鉛と不可逆的に結合することで亜鉛の吸収を妨げるという性質があります。フィチン酸は、大豆など豆類のほか、玄米や全粒粉など未精製の穀類にも多く含まれています。そのほかに亜鉛の吸収を阻害する因子として、食物繊維もあげられます。「令和元年国民健康・栄養調査報告」によると、日本人はおもに穀類と肉類から亜鉛を摂取しており、吸収率が低いとされる植物性食品からの摂取が動物性食品からの摂取を上回っています[1]。

亜鉛摂取の推定平均必要量・推奨量・耐容上限量

　「日本人の食事摂取基準（2020年版）」[2] では、摂取不足の回避を目的とした指標として、1歳以上において推定平均必要量と推奨量が算定されています。必要量の算定にあたっては、日本人を対象とした報告がないため、米国・カナダの食事摂取基準を

参考にしており、算定方法として要因加算法が用いられています。「日本人の食事摂取基準（2020 年版）」[2] において亜鉛の推奨量は、成人男性で 11mg/ 日、成人女性で 8mg/ 日と算定されています。また、妊娠期では期間中の亜鉛の蓄積量、授乳期では母乳への亜鉛損失量を付加する必要があるため、それぞれ付加量が算定されています（妊婦：＋ 2mg/ 日、授乳婦：＋ 4mg/ 日）。

　　大量の亜鉛を長期間摂取し続けると、種々の過剰症状を呈することが報告されています。そのため、過剰摂取による健康障害の回避を目的とした指標である耐容上限量が算定されています。亜鉛の耐容上限量は、成人男性で 40 〜 45mg/ 日、成人女性で 30mg/ 日と算定されています。

亜鉛を多く含む食品

　　亜鉛を多く含む食品としてもっとも有名なのは、牡蠣です。貝類は、金属を濃縮する性質を有するため、比較的多くの亜鉛を含んでいます。また、牛肉やレバー、鶏卵などの動物性食品にも多く含まれています（**図 1**）[3]。

亜鉛の代謝と体内での役割

酵素の活性化

　　体内における亜鉛の役割として、1 つ目に生体内における化学反応の触媒としての作用があげられます。亜鉛は 300 種類以上の酵素に含まれる、酵素の活性化に必要な成分です。亜鉛を含む代表的な酵素として炭酸脱水酵素、DNA/RNA ポリメラーゼ、アルコール脱水素酵素、アルカリフォスファターゼ（ALP）などがあります。亜鉛含有酵素は、成長（身長の伸び、骨格の発育）、皮膚代謝、感覚機能（味覚、嗅覚）、免疫機能、生殖機能などに関与しています。また、細胞を活性酸素から保護する作用を有するスーパーオキシドジスムターゼ（SOD）にも亜鉛が含まれており、老化や一部の生活習慣病の発症・進展を防ぐ作用を有するとされています。

たんぱく質の高次構造の保持

　　亜鉛は、たんぱく質の高次構造を保持する作用も有しています。亜鉛は、化学的な立体構造として 4 つの結合部位を有しており、ポリペプチド鎖のなかにある 2 つのヒスチジンと 2 つのシステインと結合することで、たんぱく質の安定した構造をつくりだしています。この構造をジンク（Zn）フィンガーといいます（**図 2**）。ジンクフィ

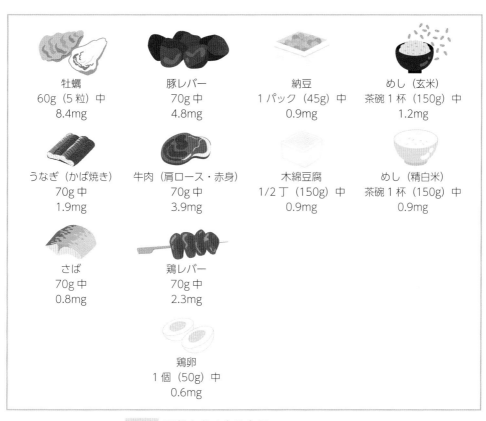

図 1　亜鉛を多く含む食品 （文献3を参考に作成）

牡蠣
60g（5粒）中
8.4mg

豚レバー
70g 中
4.8mg

納豆
1 パック（45g）中
0.9mg

めし（玄米）
茶碗 1 杯（150g）中
1.2mg

うなぎ（かば焼き）
70g 中
1.9mg

牛肉（肩ロース・赤身）
70g 中
3.9mg

木綿豆腐
1/2 丁（150g）中
0.9mg

めし（精白米）
茶碗 1 杯（150g）中
0.9mg

さば
70g 中
0.8mg

鶏レバー
70g 中
2.3mg

鶏卵
1 個（50g）中
0.6mg

ンガーは、多くの転写因子（遺伝子の発現を調節する）の DNA 結合部位に存在しており、遺伝子の転写調節に関与しています。

過剰・不足時の問題

過剰時の問題

　亜鉛は、通常の食品を摂取している限り、とりすぎになる心配はありません。しかし、サプリメントや亜鉛強化食品を不適切に利用した場合、過剰摂取による健康障害を生じる可能性があります。亜鉛そのものは比較的毒性の低い金属ですが、大量の亜鉛を摂取した場合の急性中毒として、胃の不快感、めまい、悪心・嘔吐などの症状をひき起こすことがあります。また、亜鉛は鉄や銅などの吸収を競合阻害するため、長

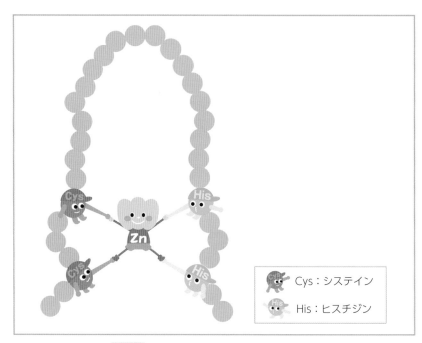

図2　ジンク（Zn）フィンガーの構造

ポリペプチド鎖のなかにある2つのヒスチジンと2つのシステインと結合することで、たんぱく質の安定した構造をつくりだしている。

期的に過剰量の亜鉛を摂取すると、鉄欠乏による貧血や銅欠乏によるSOD活性の低下をひき起こします。

不足時の問題

　亜鉛はミネラルのなかで、とくに欠乏症を生じやすいことが知られています。亜鉛は、種々の酵素の構成成分として生体内の化学反応を触媒する作用や、遺伝子発現の調節に関与していることから、欠乏するとさまざまな症状が現れます。とくにたんぱく質の合成が盛んな臓器で障害が生じやすいとされています。

　亜鉛欠乏症は、中東地域の農村において貧血、性機能不全、皮膚障害などの症状を伴う成長遅延を呈する症例がみつかったことで発見されました。その後、周辺の地域で同様の症状を呈する者が複数存在すること、そして彼らの血漿や毛髪中の亜鉛濃度が低いことが明らかとなり、亜鉛を補充することで症状が改善しました。この地域では、動物性食品の摂取が極端に少なかったことや、主食としてフィチン酸を多く含むパンを摂取していたことにより、亜鉛の摂取不足や吸収阻害が生じていたことが原因

と考えられています。そのほか、亜鉛の欠乏症状として、味覚障害、食欲不振、免疫機能低下、皮疹、創傷治癒障害、骨粗鬆症などがあげられます。

　また、先天性代謝疾患である腸性肢端皮膚炎は、小腸での亜鉛吸収障害による亜鉛欠乏が原因となり発症します。患者は、難治性の下痢や皮膚炎、脱毛、免疫力低下による感染症などの重篤な症状を呈し、1～2歳までに死亡することが多い疾患でしたが、亜鉛の投与により症状が改善することが明らかとなりました。

引用・参考文献

1）厚生労働省. 令和元年国民健康・栄養調査報告.（https://www.mhlw.go.jp/stf/seisakunitsuite/bunya/kenkou_iryou/kenkou/eiyou/r1-houkoku_00002.html, 2023年10月閲覧）.
2）厚生労働省.「日本人の食事摂取基準（2020年版）」策定検討会報告書.（https://www.mhlw.go.jp/stf/newpage_08517.html, 2023年10月閲覧）.
3）文部科学省. 日本食品標準成分表2020年版（八訂）.（https://www.mext.go.jp/a_menu/syokuhinseibun/mext_01110.html, 2023年10月閲覧）.

栄養素のマメ知識
高齢者と亜鉛欠乏

　高齢者は、咀嚼・嚥下機能の低下や身体活動量の低下といった身体的要因に加え、精神・心理的要因、社会・環境的要因が相互に関連することで食事摂取量が低下し、低栄養状態に陥りやすくなります。低栄養状態は、サルコペニア（筋量、筋力の低下）やフレイル（健康と要介護の中間に位置する、心身機能が低下した状態）をひき起こすことで、生活の質（QOL）の低下をまねくことが知られています。亜鉛欠乏は、味覚障害や食欲不振をひき起こして食事摂取量の低下を助長するほか、褥瘡などの創傷の治癒を遅らせることから、高齢化がすすむ日本では、高齢者における亜鉛欠乏が注目されています。そのため、近年では亜鉛を強化した栄養補助食品が多数開発されています。

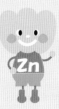

9 銅

福岡女子大学国際文理学部食・健康学科准教授 **佐久間理英** さくま・まさえ

銅の特徴

銅とは

　成人の体内には約 80 〜 100mg と微量の銅が含まれており、そのうち約 65％が筋肉と骨に存在しています。肝臓は高濃度に銅を含有しており、体内の約 10％の銅が肝臓に含まれています。

　銅の小腸での吸収には、2つの経路があります。1つ目は、二価の銅イオンが鉄や亜鉛と同じ DMT1 を介して吸収されるもので、この経路は鉄や亜鉛と競合します。もう1つの経路は、還元された一価の銅イオンが銅輸送体（CTR1）を介して小腸上皮細胞内に取り込まれるものです。上皮細胞内に取り込まれた銅は、基底膜側に存在する ATP7A という輸送たんぱく質によって、門脈へと輸送されます。銅の小腸での吸収率は通常約 30 〜 40％とされていますが、摂取量によって変動することが知られており、摂取量が少ないほど吸収率が高く、逆に多くなるにしたがって吸収率は低下します。吸収された銅のうち、約 85％は肝臓で胆汁の成分となり、胆汁を介して糞便中に排泄されます。また、銅の尿中への排泄は 5％以下とされています。

銅摂取の推定平均必要量・推奨量・耐容上限量

　「日本人の食事摂取基準（2020 年版）」[1] では、摂取不足の回避を目的とした指標として、1歳以上において推定平均必要量と推奨量が算定されています。必要量の算定にあたっては、日本人を対象とした報告がないため、欧米人を対象とした研究に基づいて、銅の平衡維持量および血漿・血清銅濃度を銅の栄養状態の指標としています。「日本人の食事摂取基準（2020 年版）」[1] において銅の推奨量は、成人男性で 0.9mg/日、成人女性で 0.7mg/日と算定されています。また、妊娠期については、米国・カナダの食事摂取基準における胎児の銅保有量をもとに、銅の吸収率を加味して＋0.1mg/日の付加が推奨量として算定されています。また授乳期では、母乳への銅損失量を考慮して付加量＋0.6mg/日が算定されています。

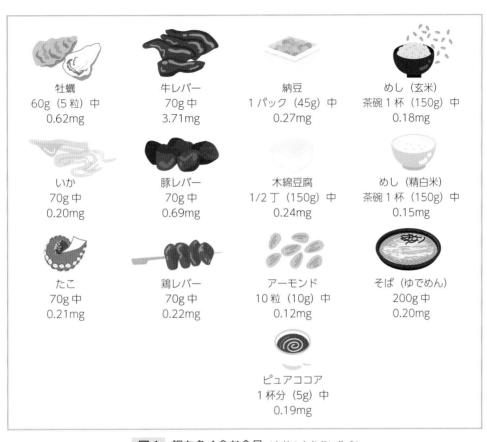

図1 銅を多く含む食品（文献2を参考に作成）

牡蠣
60g（5粒）中
0.62mg

牛レバー
70g 中
3.71mg

納豆
1パック（45g）中
0.27mg

めし（玄米）
茶碗1杯（150g）中
0.18mg

いか
70g 中
0.20mg

豚レバー
70g 中
0.69mg

木綿豆腐
1/2丁（150g）中
0.24mg

めし（精白米）
茶碗1杯（150g）中
0.15mg

たこ
70g 中
0.21mg

鶏レバー
70g 中
0.22mg

アーモンド
10粒（10g）中
0.12mg

そば（ゆでめん）
200g 中
0.20mg

ピュアココア
1杯分（5g）中
0.19mg

　過剰摂取については、10mg/日の銅サプリメントを12週間にわたり継続摂取した場合でも、健康障害はみられなかったという報告があります。よって耐容上限量は、健康障害非発現量を10mg/日、不確実性因子を1.5として、18歳以上で男女とも一律に7mg/日と算定されています。

銅を多く含む食品

　銅は幅広い食品に含まれていますが、とくに供給源として優れている食品として、動物性食品では貝類、甲殻類、いか、たこ、レバー、植物性食品では全粒穀類、種実類、豆類、ピュアココアなどがあげられます（**図1**）[2]。「令和元年国民健康・栄養調査報告」によると、日本人はおもに穀類から銅を摂取しており、全体摂取量の80%以上を植物性食品が占めています[3]。白米100gあたりの銅含有量はそれほど多くありま

せんが、摂取量が多いことから、穀類が日本人の主要な銅の摂取源になっています。

銅の代謝と体内での役割

　銅は、亜鉛と同様に多くの酵素に含まれており、生体内で起こる化学反応を触媒することで、さまざまな機能を発揮しています。

　主要な銅含有酵素として、セルロプラスミンがあります。セルロプラスミンは、肝臓で合成されて血中に分泌され、銅輸送たんぱく質としての作用を有するほか、鉄の搬送やヘモグロビンの合成に関与しています。セルロプラスミンは、貯蔵鉄であるフェリチンから遊離した二価鉄を三価鉄へと酸化し、鉄を輸送するトランスフェリンに渡す役割を果たしています。銅が欠乏するとセルロプラスミンが減少するため、鉄が造血系に輸送されず、鉄欠乏性貧血と類似した貧血症状が現れます。

　また、銅はフリーラジカル消去に関与するスーパーオキシドジスムターゼ（SOD）にも含まれており、抗酸化作用も有しています。そのほかの銅含有酵素として、ミトコンドリアにおけるエネルギー産生にかかわるシトクロム C オキシダーゼ（COX）、ドーパミンの合成にかかわるドーパミン β-ヒドロキシラーゼ（DBH）などがあげられます。

過剰・不足時の問題

過剰時の問題

　銅は毒性が弱く、通常の食品を摂取している限り、とりすぎになる心配はありません。しかし、サプリメントを不適切に利用した場合は過剰摂取による健康障害が生じる可能性があります。高齢女性を対象とした疫学研究において、銅サプリメントの使用が全死亡率を上昇させたとの報告があります[4]。また、冠状動脈造影を受けている患者における追跡研究では、血清の銅濃度が高い集団において、全死亡率および冠状動脈疾患による死亡率が上昇したとの報告もあります[5]。これらの報告は、血清銅濃度が高いほど生活習慣病の重症化リスクが高くなることを示唆しています。しかし、食事摂取基準における耐容上限量よりも少ない摂取量であれば、血清の銅濃度は上昇しないと考えられています。

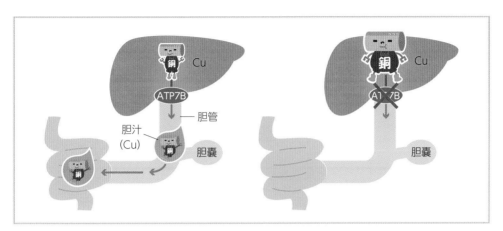

図2 ウィルソン病における銅代謝

ATP7B遺伝子に異常があることで銅の排泄が抑制され、肝臓の線維化が生じて最終的に肝硬変に至る。

銅の過剰症をひき起こす先天的な代謝異常症として、ウィルソン病があります。ウィルソン病では、肝細胞から銅を排出する輸送たんぱく質（ATP7B）遺伝子に異常があり、胆汁への銅の排泄が抑制されることで、肝臓を主とした全身に銅が蓄積します（**図2**）。その結果、肝臓の線維化が生じ、最終的に肝硬変に至ります。そのほか、角膜の色素沈着、精神・神経障害、腎尿細管障害、関節障害、溶血性貧血などの症状が現れます。亜鉛は銅の吸収を阻害するため、ウィルソン病の治療として亜鉛製剤が用いられています。

不足時の問題

銅の欠乏症には、先天的な小腸の銅吸収障害によるメンケス病と、後天的な要因によるものがあります。メンケス病は男児のみに発症する疾患です。小腸から門脈へ銅を輸送するたんぱく質（ATP7A）遺伝子に異常があることで銅の吸収が障害され、銅欠乏症状を発症します（**図3**）。症状としては、成長遅延や精神発達の遅延、毛髪の細かなねじれ、皮膚色素異常などがみられます。

銅は幅広く多くの食品に含まれていることから、通常の食事を摂取している限り、摂取不足による欠乏症が起こることはほとんどありません。しかし、低出生体重児、長期間にわたり銅非添加の栄養剤による非経口栄養療法（中心静脈栄養、経腸栄養）を施行されている患者、難治性の下痢の患者において、銅の欠乏症が現れることがあります。症状として、鉄投与に反応しない貧血、白血球の減少、骨・皮膚の異常、成

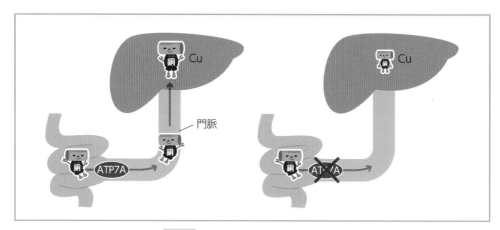

図3　メンケス病における銅代謝

ATP7A 遺伝子に異常があることで銅の吸収が障害され、銅欠乏症状を発症する先天性の欠乏症。

長障害、毛髪の色素脱色、筋緊張の低下、易感染性などがみられます。

　現在では、輸液中に銅を補充することで、長期間の中心静脈栄養による銅欠乏症の発症は激減しています。一方で、近年、亜鉛製剤が原因とみられる銅欠乏症が報告されています。亜鉛の機能性が注目されるようになり亜鉛製剤を使用する機会が増えてきましたが、亜鉛と銅は吸収経路が同じであるため、亜鉛の摂取により間接的に銅の吸収が抑制されることが要因ではないかと指摘されています。

コラム　栄養素のマメ知識
青い血液をした生物

　貝類やえび、かになどの甲殻類、いかやたこなどの軟体動物は、青色の血液を有しています。ヒトにおいて全身に酸素を運搬する役割を担っているのは、鉄を含むヘモグロビンですが、これらの生物では、銅を含むヘモシアニンがその役割を果たしています。ヘモグロビンが酸素と結合すると赤色を呈するのに対し、ヘモシアニンは酸素と結合すると青色を示します。そのため、青い血液をもつ生物は銅を多く含んでいます。

引用・参考文献

1) 厚生労働省.「日本人の食事摂取基準（2020 年版）」策定検討会報告書.（https://www.mhlw.go.jp/stf/newpage_08517.html, 2023 年 10 月閲覧）.
2) 文部科学省. 日本食品標準成分表 2020 年版（八訂）.（https://www.mext.go.jp/a_menu/syokuhinseibun/mext_01110.html, 2023 年 10 月閲覧）.
3) 厚生労働省. 令和元年国民健康・栄養調査報告.（https://www.mhlw.go.jp/stf/seisakunitsuite/bunya/kenkou_iryou/kenkou/eiyou/r1-houkoku_00002.html, 2023 年 10 月閲覧）.
4) Mursu, J. et al. Dietary supplements and mortality rate in older women : The Iowa women's health study. Arch. Intern. Med. 171 (18), 2011, 1625-33.
5) Grammer, TB. et al. Copper, ceruloplasmin, and long-term cardiovascular and total mortality (the Ludwigshafen Risk and Cardiovascular Health Study). Free Radic. Res. 48 (6), 2014, 706-15.

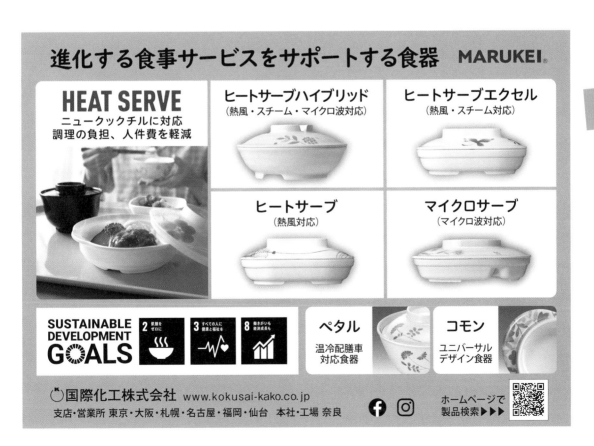

10 ヨウ素

兵庫県立大学環境人間学部食環境栄養課程教授　**伊藤美紀子**　いとう・みきこ
兵庫県立大学環境人間学部食環境栄養課程助教　**田中更沙**　たなか・さらさ

ヨウ素の特徴

ヨウ素とは

　ヨウ素（iodine）は、生体にとって必須の微量ミネラルの一つであり、「ヨード」ともよばれます。成人の体内には 10 〜 20mg 程度含まれており、その 70 〜 80％は甲状腺に存在して甲状腺ホルモンの材料となっています。ヨウ素を含む甲状腺ホルモンは、生殖、成長、発達に関与するとともに、エネルギー代謝を亢進させる重要なホルモンです。

　ヨウ素は海水に多いため海藻類や魚介類に多く含まれており、日本は世界のなかでもヨウ素摂取量の多い珍しい国です。日本人のヨウ素摂取量は平均 1 〜 3mg/ 日と推定されており、日本においてヨウ素は不足する可能性が少ない栄養素です。

　食品にはゴイドロゲンとよばれる化学物質が含まれているものがあり、ヨウ素の吸収や利用を阻害し、甲状腺に蓄積するヨウ素が減少した結果として甲状腺腫を起こす可能性が示されています。ゴイドロゲンには、大豆製品に含まれるイソフラボンやブロッコリー、キャベツ、ケールなどのアブラナ科の植物に含まれるチオシアネートがあります。イソフラボンを高濃度に含む大豆製品などの多食は体内利用に影響するといわれていますが、日本人のヨウ素摂取量は多く、食品からの通常量の摂取はほとんど問題とならないと考えられています。

ヨウ素摂取の推定平均必要量・推奨量・目安量・耐容上限量

　各年齢別のヨウ素の食事摂取基準を示します（**表**）[1]。推奨量は成長期がもっとも多く、妊婦・授乳婦では付加量が設定されています。成人男性、成人女性の推奨量はともに 130μg/ 日です。この数値は、欧米の結果を参考に設定しています。日本人は海藻類など食品からヨウ素を摂取する高ヨウ素摂取国なのに対し、欧米では後述のようにヨウ素摂取は不足傾向にあり、食用塩からのヨウ素（ヨウ化物またはヨウ素酸塩）も摂取しています。そのため、これらの指標は欧米人と同様ではないかもしれません

表 ヨウ素の食事摂取基準（μg/ 日）(文献1より引用)

性別	男性				女性			
年齢等	推定平均必要量	推奨量	目安量	耐容上限量	推定平均必要量	推奨量	目安量	耐容上限量
0〜5（月）	−	−	100	250	−	−	100	250
6〜11（月）	−	−	130	250	−	−	130	250
1〜2（歳）	35	50	−	300	35	50	−	300
3〜5（歳）	45	60	−	400	45	60	−	400
6〜7（歳）	55	75	−	550	55	75	−	550
8〜9（歳）	65	90	−	700	65	90	−	700
10〜11（歳）	80	110	−	900	80	110	−	900
12〜14（歳）	95	140	−	2,000	95	140	−	2,000
15〜17（歳）	100	140	−	3,000	100	140	−	3,000
18〜29（歳）	95	130	−	3,000	95	130	−	3,000
30〜49（歳）	95	130	−	3,000	95	130	−	3,000
50〜64（歳）	95	130	−	3,000	95	130	−	3,000
65〜74（歳）	95	130	−	3,000	95	130	−	3,000
75以上（歳）	95	130	−	3,000	95	130	−	3,000
妊婦（付加量）					＋75	＋110	−	−[*1]
授乳婦（付加量）					＋100	＋140	−	−[*1]

＊1：妊婦および授乳婦の耐容上限量は、2,000μg/ 日とした。

が、日本人の報告がないため欧米の研究結果に基づき設定されています。

　一方、耐容上限量は、日本人の食生活の現状と日本人を対象とした研究および食品中ヨウ素の吸収率に基づいています[1]。耐容上限量は成人では3,000μg/ 日、妊婦および授乳婦では妊娠中のヨウ素感受性が高いことや母乳中のヨウ素濃度を極端に高めないために2,000μg/ 日となっています。

ヨウ素を多く含む食品

　ヨウ素は、昆布、わかめ、ひじき、のりなどの海藻類、魚介類（まだら、しめさば、

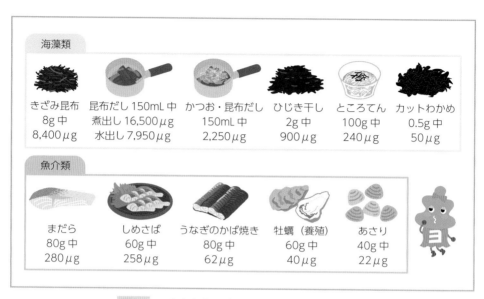

図1 ヨウ素を多く含む食品 （文献2を参考に作成）

牡蠣など）に多く含まれています（**図1**）[2]。とくに昆布に多く、昆布の加工品や昆布を使った、だしにも多いことがわかります。

ヨウ素の代謝と体内での役割

　食品中に含まれるヨウ素はさまざまな形態で吸収されます。ヨウ化物の形態では胃と小腸からほぼすべて吸収され、そのほかの形態のヨウ素は消化管で還元されて吸収されます。昆布製品などの食品に含まれるヨウ素の吸収率は、ヨウ化物より低いと推定されています。吸収されたヨウ素は、血漿中でヨウ化物イオンとなってそのほとんどは甲状腺に取り込まれます。取り込まれたヨウ化物イオンは、2種類の甲状腺ホルモンの材料となります。3つのヨウ素を含むトリヨードサイロニン（T_3）と4つのヨウ素を含むサイロキシン（T_4）です。甲状腺でおもに生成されるホルモンはT_4であり、作用する目的の臓器中でT_4からヨウ素が1個外れて活性の強いT_3となり、甲状腺ホルモンとしてはたらきます。甲状腺ホルモンは、目的の臓器細胞内の核にある甲状腺ホルモン受容体に結合することで作用します。受容体にはT_4よりT_3のほうが強力に結合します。甲状腺ホルモン受容体は全身のほとんどの組織中の細胞に存在して

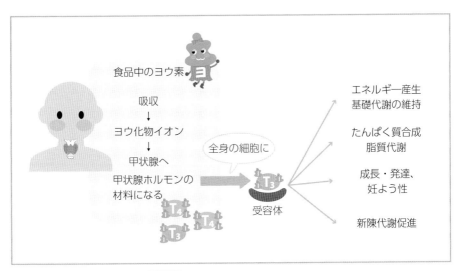

図2 ヨウ素の生体内での役割

いるため、作用場所は全身となります（**図2**）。不要な血液中のヨウ素や甲状腺ホルモンから遊離したヨウ素は、最終的にその90％以上が腎臓から尿中へ排出され、一部は便中に排出されます。

甲状腺ホルモンは、全身の組織を刺激してたんぱく質合成の促進や脂質代謝、細胞が消費する酸素量を増やすことで、エネルギー産生、心拍数、皮膚の修復、成長・発達、妊よう性（妊娠するための機能・能力）、消化など多くの生命活動に影響します。また自律神経の一つである交感神経にも関与しています（**図2**）。つまり、甲状腺ホルモンは基礎代謝を増やしたり体の新陳代謝を促進したりする作用があります。そのため、成長期には成長・発達に重要な役割を担い、成人では基礎代謝の維持・調節や生殖に重要なホルモンです。

過剰・不足時の問題

過剰時の問題

日常的にヨウ素を過剰摂取しても、余剰分は腎臓から体外に排出されるため通常は甲状腺ホルモン生成量には影響しませんが、時には甲状腺のはたらきが過度に活発化し、甲状腺ホルモンが過剰に産生される甲状腺機能亢進症が起こることがあります。

一方、長期間ヨウ素を過剰摂取すると、甲状腺ホルモンの生成に障害が生じて甲状腺ホルモン合成量が低下します。軽度の場合は甲状腺機能低下症、重度の場合には甲状腺腫となります。

　日本では、おもに昆布だし汁（ヨウ素28mg/日）の約1年間の摂取事例、昆布チップス1袋を約1ヵ月食べ続けた場合の発症事例など、明らかに過剰な昆布摂取が行われた場合に健康障害がみられています[1]。そのため、「日本人の食事摂取基準（2020年版）」では、耐容上限量を算定しています。成人の場合、昆布を用いた献立による10mg/日程度までの高ヨウ素摂取は許容できるが、1週間あたり20mg程度までにとどめることが望ましいとされています[1]。また、ヨウ素の摂取を目的としたサプリメント類の利用には注意が必要です。

不足時の問題

　日本では通常の食生活でヨウ素が不足することはほとんどありませんが、世界的にみると不足しやすい栄養素です。とくに、山岳地域や内陸部などヨウ素が土壌に少ない地域や海産物を食べる食習慣がない地域でのヨウ素不足が知られています。そのため、米国、カナダ、スイスなど多くの国では、ヨウ素を添加した食用塩が小売店などで販売されています。一方、日本では不足が起こる可能性が少ない栄養素であり、ヨウ素（ヨウ化物）は食品添加物として認められていないため、国内で生産・販売される食用塩にヨウ素を添加することや添加された食用塩を輸入することは禁止されています。

　ヨウ素が不足すると、甲状腺ホルモン生成に必要なヨウ素をより多く取り込もうとして、脳下垂体から甲状腺を刺激する甲状腺刺激ホルモン（TSH）が分泌されて甲状

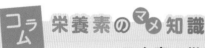

ヨウ素の供給源となる食品

　ヨウ素は海藻類や魚介類に多く含まれています。とくに昆布に多く、1食あたりの常用量でもヨウ素摂取量が耐容上限量を大きく上回るものもあります（**図1**）[2]。余剰に摂取したヨウ素を体外に排出する機構はありますが、過剰症も報告されており、継続した過剰摂取には十分に注意する必要があります。

腺が肥大し、その状態が継続すると甲状腺腫となります。その場合は甲状腺機能低下症となり、成人では無気力、疲労感、むくみ、寒がり、体重増加、動作緩慢、記憶力低下、便秘などの症状を呈し、重度になると傾眠、意識障害などが生じたりすることもあります。

　甲状腺ホルモンはエネルギー代謝の調節以外にも妊娠の成立や維持に必要なため、不足すると月経異常や不妊などの原因ともなります。妊娠中のヨウ素欠乏では、死産、流産、胎児の先天異常が生じたり、生まれた子どもが先天性甲状腺機能低下症（クレチン症）を発症したりします。重度のクレチン症では、精神発達の遅れや神経系の障害を伴う成長不全などがみられます。今日でも発展途上国での発症率は高くなっています。これらのことから「日本人の食事摂取基準（2020 年版）」では、妊婦および授乳婦の推奨量に対して付加量が設けられています[1]。また、日本では早期に先天性甲状腺機能低下症を発見するために、新生児マススクリーニングにおいて TSH の測定が行われています。成長期に不足すると低身長など成長に障害が生じます。

引用・参考文献

1) 厚生労働省.「日本人の食事摂取基準（2020 年版）」策定検討会報告書.（https://www.mhlw.go.jp/stf/newpage_08517.html, 2023 年 9 月閲覧）.
2) 文部科学省. 日本食品標準成分表 2020 年版（八訂）.（https://www.mext.go.jp/a_menu/syokuhinseibun/mext_01110.html, 2023 年 9 月閲覧）.

コラム　栄養素のマメ知識

ヨウ素を含むうがい薬に注意

　家庭でも使用頻度の高いヨウ素含有うがい薬（ポビドンヨードなど）には、1mL 中にヨウ素 7mg が含まれています。15 ～ 30 倍に希釈して使用しますし、口腔粘膜から吸収される量は明らかではありませんが、甲状腺機能に異常がある患者では、血中ヨウ素の調節ができず、甲状腺ホルモン関連物質に影響を与えるおそれがあることから、使用には注意が必要です。

第 **4** 章　ミネラル

セレン

Se

兵庫県立大学環境人間学部食環境栄養課程教授　**伊藤美紀子**　いとう・みきこ

兵庫県立大学環境人間学部食環境栄養課程助教　**田中更沙**　たなか・さらさ

セレンの特徴

セレンとは

　　セレン（selenium）は、「セレニウム」ともよばれ、生体にとって必須の微量ミネラルです。セレンの生理作用は、セレンをセレノシステイン残基のかたちで含むたんぱく質（セレノプロテイン）によって発揮されます。ヒトには25種類のセレノプロテインが存在することが明らかになっており、代表的なものには強い抗酸化作用をもつグルタチオンペルオキシダーゼ（GPx）、甲状腺ホルモンの代謝を調節するヨードチロニン脱ヨウ素酵素（DIO）などがあります。

　　セレンは必要量と過剰量の幅が比較的狭く、食事からの摂取量が不足すればセレン欠乏症となり、過剰摂取ではセレン中毒による過剰症をひき起こす場合があります。セレンは体内で合成することができないため、外部から摂取する必要があります。食品中に含まれているセレンの多くは、セレノメチオニン、セレノシステインなどの含セレンアミノ酸の形態でたんぱく質中に存在しています。

セレン摂取の推定平均必要量・推奨量・目安量・耐容上限量

　　各年齢別のセレンの食事摂取基準を示します（**表**）[1] 成人男性の推奨量は $30\mu g/$ 日、成人女性の場合は $25\mu g/$ 日です。この数値は、欧米の結果を参考に設定しており、欠乏症予防の観点から算定されています。過剰摂取では健康障害が生じることから、耐容上限量が設けられています。

セレンを多く含む食品

　　セレン含有量の高い食品は魚介類、畜肉類、卵類とセレン含有量の多い土壌で栽培された穀類などです（**図1**）[2]。植物性食品と畜産物のセレン含有量は、それぞれ土壌と飼料中のセレン含有量に依存して変動します。

表 セレンの食事摂取基準（μg/日）(文献1より引用)

性別	男性				女性			
年齢等	推定平均必要量	推奨量	目安量	耐容上限量	推定平均必要量	推奨量	目安量	耐容上限量
0〜5（月）	−	−	15	−	−	−	15	−
6〜11（月）	−	−	15	−	−	−	15	−
1〜2（歳）	10	10	−	100	10	10	−	100
3〜5（歳）	10	15	−	100	10	10	−	100
6〜7（歳）	15	15	−	150	15	15	−	150
8〜9（歳）	15	20	−	200	15	20	−	200
10〜11（歳）	20	25	−	250	20	25	−	250
12〜14（歳）	25	30	−	350	25	30	−	300
15〜17（歳）	30	35	−	400	20	25	−	350
18〜29（歳）	25	30	−	450	20	25	−	350
30〜49（歳）	25	30	−	450	20	25	−	350
50〜64（歳）	25	30	−	450	20	25	−	350
65〜74（歳）	25	30	−	450	20	25	−	350
75以上（歳）	25	30	−	400	20	25	−	350
妊婦（付加量）					+ 5	+ 5	−	−
授乳婦（付加量）					+ 15	+ 20	−	−

セレンの代謝と体内での役割

　食品中に含まれるセレンのおもな形態は、含セレンアミノ酸です。遊離した含セレンアミノ酸の腸管での吸収率は高く、約90％が吸収されることが示されています。吸収された後、セレン化物に変換され、生成されたセレン化物はアルブミンと結合して肝臓に移行してさまざまなセレノプロテインの生合成に利用されます。生合成に利用されなかったセレンは尿中に排泄され、体内のセレン濃度を調節しています。

　おもな生理機能は、抗酸化作用と甲状腺ホルモンの代謝であり、それ以外にも抗炎

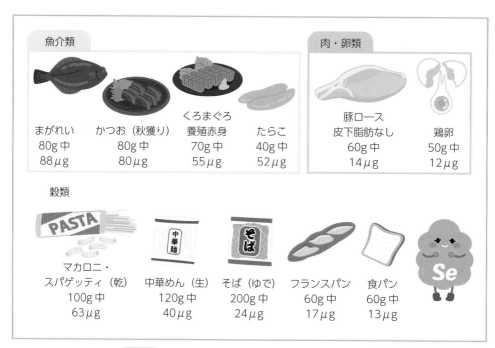

図1　セレンを多く含む食品（文献2を参考に作成）

症作用やインスリン抵抗性にも関与しています（**図2**）。セレノプロテインは25種類知られています。そのなかで、GPxは、セレンによる抗酸化作用の中心を担っています。GPxは還元型グルタチオンを酸化型グルタチオンに変換する反応を利用して、過酸化水素や過酸化脂質の還元を触媒することで、活性酸素を細胞内から除去する酵素です（**図3**）。チオレドキシン還元酵素（TxnR）も抗酸化に関与しています。DIOは甲状腺ホルモンの代謝を行う酵素であり、3つの酵素で構成されています。甲状腺ホルモンのサイロキシン（T_4）をトリヨードサイロニン（T_3）へ変換して生理活性を高めるはたらきと、T_3からT_2に変換して不活性化するはたらきがあります。血漿中に存在する主要なセレノプロテインであるセレノプロテインPは、肝臓でおもに産生されて血漿中に分泌された後、各組織にセレンを運搬する重要な生理機能をもっています。また、セレノプロテインPはヘパリンに結合し、インスリン抵抗性に関与します。

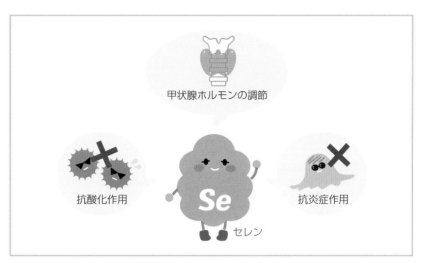

図2 セレンの生体内での役割

過剰・不足時の問題

過剰時の問題

　日本の通常の食生活において過剰摂取が生じる可能性は低いと考えられますが、サプリメントの不適切な利用などによってセレン過剰症が生じる場合があります。慢性的なセレン過剰摂取によるおもな症状は、脱毛と爪の変形であり、嘔吐、下痢などの胃腸障害や湿疹、呼気ニンニク臭、神経系異常などがみられることもあります。誤飲や自殺などを目的とした故意の大量摂取などによる急性セレン中毒では、重症の胃腸障害、神経障害、呼吸不全障害、心筋梗塞、腎不全などが生じます。

不足時の問題

　セレン欠乏の軽度な症状としては、爪の白色化や変形、四肢の筋肉痛や筋力低下であり、重症になると心筋症、不整脈、易感染性、貧血、筋力低下などを発症し、時には致死的となります。これらの症状の多くはGPxによる抗酸化活性の低下が原因と考えられています。セレン欠乏症の診断基準が「セレン欠乏症の治療指針2018」[3] に示されています。セレンは甲状腺ホルモンの代謝に関与することから、セレン欠乏がヨウ素欠乏症を悪化させ、乳幼児の先天性甲状腺機能低下症（クレチン症）発症のリスクを高めます。

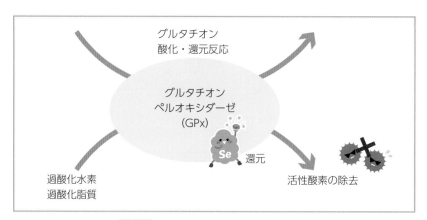

図3 セレンが関連する抗酸化作用

セレノプロテインの一つであるグルタチオンペルオキシダーゼ（GPx）は、生体内で生じた過酸化物を消去するという抗酸化作用機構をもつ。

　日本人は魚介類の摂取が多く、セレン含有量の多い北米産の小麦と家畜飼料に由来する小麦製品や畜肉類を消費しています。そのため成人の1日のセレンの摂取量は、平均で約100μgと推定されており、日本における通常の食生活では不足することはほとんどありません。海外では、中国東北部の克山地域の風土病といわれた克山病との関連が有名です。克山病は小児と女性に好発し、心筋症を主徴とする疾患です。克山地域は土壌中のセレン含有量が著しく少なく、またセレン補充によって発症が減少したことから、セレン欠乏症に関連するウイルス感染が原因であると考えられています。また、チベットの特定地域の風土病であるカシン・ベック病は、成長期のセレン欠乏が関連する変性骨関節障害です。

　日本での発症例は少ないですが、経腸栄養剤や特殊ミルク・治療用ミルク（牛乳アレルゲン除去ミルク、乳糖除去ミルク、先天性代謝異常症用ミルクなど）のなかにはセレンをほとんど含んでいないものがあり、そのような栄養剤単独で長期に栄養を補給しているとセレン欠乏症となります[3]。また、静脈栄養時に使用する高カロリー輸液用微量元素製剤にもセレンが含有されていないため、適切にセレンを補充していなかった場合にセレン欠乏症が発症した事例があります。

　腎不全患者ではたんぱく質制限などの食事制限、慢性炎症に起因する低栄養に加え、セレンの吸収低下や代謝亢進により血中セレン濃度が低下すると考えられています。また、神経性やせ症などの摂食障害患者では、摂取エネルギー、たんぱく質摂取

不足、電解質異常に加え、種々の微量元素の欠乏症が起こる可能性があるため注意が必要です。

セレン摂取と生活習慣病との関連[4]

　疫学研究からセレン摂取量が少なく、セレノプロテイン類の合成が十分でない場合は、心血管疾患や脂質異常症の発症リスクが高まることが報告されています。長年にわたって、がん発症リスク低減に向けたセレンの有効性が検討されてきました。血清セレン濃度が低い対象者においてセレン補充は有効であるとの報告もありますが、がんの種類により結果が異なり、セレノプロテインの多型などさまざまな影響を受けるため、さらなる研究が必要です。また、糖尿病との関連では、血清セレン濃度が低くても高くても2型糖尿病の発症率が上昇します。近年、血漿中のセレノプロテインPの増加が、インスリン抵抗性を上昇させることが示されています。すなわち、セレン摂取量を適切な範囲に保つことは、生活習慣病を予防するためにも重要であるといえます。

引用・参考文献

1）厚生労働省.「日本人の食事摂取基準（2020年版）」策定検討会報告書.（https://www.mhlw.go.jp/stf/newpage_08517.html，2023年9月閲覧）.
2）文部科学省. 日本食品標準成分表2020年版（八訂）.（https://www.mext.go.jp/a_menu/syokuhinseibun/mext_01110.html，2023年9月閲覧）.
3）日本臨床栄養学会. セレン欠乏症の診療指針2018. 日本臨床栄養学会雑誌. 40（4），2018，239-83.
4）Radomska, D. et al. Selenium as a Bioactive Micronutrient in the Human Diet and Its Cancer Chemopreventive Activity. Nutrients. 13（5），2021，1649. doi : 10.3390/nu13051649.

 栄養素のマメ知識

セレンの発見

　セレンは1817年にスウェーデンの化学者によって発見された元素であり、その名称はギリシャ神話の月の女神セレネ（selene）がもとになっています。発見時、テルル（ラテン語で地球）と性質がよく似ていたため、周期表ではテルルのすぐ上に位置づけられました。地球の上にあるのは月だからという理由でこの名称がついたといわれています。また、セレンが燃えるときに出る群青色の光が、月の光と似ているからという説もあります。

12 マンガン

徳島大学大学院医歯薬学研究部臨床食管理学分野講師 **増田真志** ますだ・まさし

マンガンの特徴

マンガンとは

　マンガンは土壌、淡水、海水中など地球上に広く分布するミネラルです。マンガンは成人の体内に 10 ～ 20mg 存在し、その 25％は骨に、残りは生体内組織および臓器にほぼ一様に分布し、酵素を活性化させる成分や金属酵素の構成成分として機能しています[1]。ほかにも、アルギナーゼ、マンガンスーパーオキシドジスムターゼ（MnSOD）、ピルビン酸脱炭酸酵素の構成成分になっています。また、骨代謝や糖・脂質代謝、運動機能、皮膚代謝、免疫機能、生殖機能、そして脳内ではアンモニアクリアランスや神経伝達物質合成などに関与し、マンガンのはたらきは多岐にわたります[2, 3]。実験的に MnSOD 遺伝子を欠損させたマウスが生後 5 ～ 21 日で死亡することから、マンガンは高等動物に必須の栄養素と認識されています。

マンガン摂取の目安量・耐容上限量

　マンガンは吸収率が著しく低く、その出納を正確に評価することがむずかしいことから、「日本人の食事摂取基準（2020 年版）」では、日本人のマンガン摂取量に基づき 18 歳以上の男性の目安量は 4.0mg/ 日、女性の場合は 3.5mg/ 日、耐容上限量は男女ともに 11mg/ 日に設定されています。妊娠時の必要量は十分なデータがそろっていませんが、母乳中のマンガン量は著しく少ないため、妊婦・授乳婦における目安量は非妊娠期の目安量を適用しています[4]。

マンガンを多く含む食品

　マンガンは、貝類では牡蠣やはまぐり、種実類ではアーモンドやごま、野菜類ではしょうがやしそ、海藻類では青のり、穀類では小麦、豆類では大豆やいんげんまめ、ほかには玉露や紅茶にも多く含まれています（**図 1**）[5]。

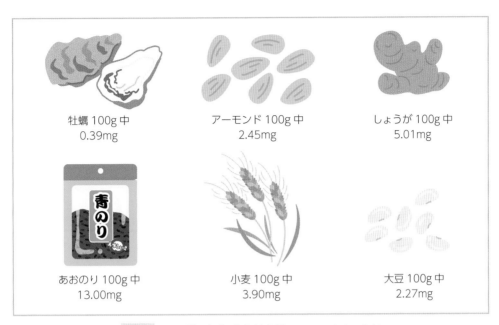

牡蠣 100g 中
0.39mg

アーモンド 100g 中
2.45mg

しょうが 100g 中
5.01mg

あおのり 100g 中
13.00mg

小麦 100g 中
3.90mg

大豆 100g 中
2.27mg

図1　マンガンを多く含む食品（文献5を参考に作成）

マンガンの代謝と体内での役割

　マンガンの吸収率は1〜5%程度であり、吸収されたマンガンの約80%が門脈を経て速やかに肝臓に運ばれます。そして、胆汁との抱合体を経て90%以上が糞中に排泄され、一部は腸肝循環すると考えられています[1]。

　マンガンは胃で可溶化されて2価のイオン（Mn^{2+}）になりますが、生体内では酸化を受けて3価のイオン（Mn^{3+}）になっている可能性が示唆されています。Mn^{2+}は鉄（Fe^{2+}）と同様に divalent metal transporter 1（DMT1）によって輸送されるため、その吸収量は鉄の栄養状態の影響を受け、鉄欠乏下では増加します[1]。ほかにも細胞質への Mn^{2+} の取り込みにかかわる輸送体として、亜鉛輸送体である ZIP8（SLC39A8）、ZIP14（SLC39A14）が報告されています[6]。また、これらの亜鉛輸送体はカドミウム（Cd^{2+}）の輸送としても機能していることがわかっています[7〜9]。近年、ヒトの SLC39A8 遺伝子に変異がある患者は血中マンガン濃度が検出できないほど低下し、成長遅延、斜視、小脳萎縮などの全身症状を呈することが報告されました[10, 11]。一方、Mn^{3+} はトランスフェリン（Tf）と結合し、Tf 受容体（TfR）を介してエンドサ

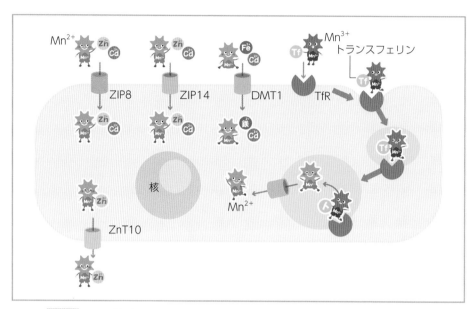

図2 マンガン輸送にかかわる輸送体（ZIP8、ZIP14、DMT1、ZnT10）

マンガンは鉄と同様に DMT1 によって輸送されるため、吸収量は鉄の栄養状態の影響を受ける。そのほか、細胞質へのマンガンの取り込みにかかわる輸送体として、亜鉛輸送体である ZIP8、ZIP14 がある。

イトーシスにより取り込まれます。逆に、細胞からの Mn^{2+} の排出については、亜鉛の排泄輸送体の一つである ZnT10（SLC34A10）が関与することが報告されています[12]。SLC34A10 遺伝子に変異をもつ患者では、高マンガン血症を示し、パーキンソン病様症状をひき起こすことが報告されていることからも[13]、ZIP8 だけでなく ZnT10 も生体内マンガン調節に必須であると考えられます（**図2**）。

過剰・不足時の問題

過剰時の問題

　サプリメント多用や厳密な菜食によって過剰摂取が起こり得ます。異常に高濃度のマンガンを含んだ水を飲んだ人や、粉塵中の過剰量のマンガンを吸入した鉱山労働者や溶接労働者に毒性が示された個別の症例報告があります。また、過去に中心静脈栄養時に毎日 2.2mg のマンガンを約2年間投与された症例では、マンガンの脳蓄積により認知機能から運動障害に至るまでパーキンソン様症状が現れたことが報告されてい

ます[14]。パーキンソン様症状には、震えや筋肉のけいれん、手と目の協調運動の低下、平衡感覚の鈍り、抑うつなどの症状があります。

不足時の問題

　通常の食生活ではマンガン欠乏は起こらないと考えられていますが、ヒトのマンガン欠乏症としてもっとも可能性が高いのは、長期間完全静脈栄養療法下にあった小児に発生した成長抑制とびまん性の骨の脱石灰化です。動物実験ではマンガン欠乏により骨形成異常、成長障害、妊娠障害がみられます。また、マンガンはさまざまな物質の代謝に関与しているため、欠乏すると糖代謝異常や血液凝固などを起こす可能性があります。鉄分が豊富な食品を摂取することで、マンガンの小腸での吸収が低下する可能性があります。

生活習慣病やほかの疾患との関係

　血漿マンガン濃度と2型糖尿病発症リスクとの関連を検討した研究では、血漿マンガン濃度の低下と上昇のいずれもが糖尿病発症リスクを増加させており、両者の関連はU字型であることが示されています[15]。

　慢性肝疾患や肝機能障害の患者、非経口栄養摂取者については、肝臓においてマンガンの胆汁排泄が不十分であることや、マンガンが肝臓を経由せずに体循環に入ることから、血中や脳のマンガン濃度が高くなり、過剰なマンガンは脳の特定の領域（基底核、とくに淡蒼球と黒質）に蓄積することが示されています。

引用・参考文献

1) Nielsen, FH. "Manganese, Molybdenum, Boron, Chromium, and Other Trace Elements". Present Knowledge in Nutrition, Tenth Edition. Erdman, JW. Jr. et al. ed. Oxford, Wiley-Blackwell, 2012, 586-607.
2) Aschner, JL. et al. Nutritional aspects of manganese homeostasis. Mol. Aspects Med. 26 (4-5), 2005, 353-62.
3) Wood, RJ. Manganese and birth outcome. Nutr. Rev. 67 (7), 2009, 416-20.
4) 厚生労働省.「日本人の食事摂取基準（2020年版）」策定検討会報告書.（https://www.mhlw.go.jp/stf/newpage_08517.html, 2023年8月閲覧）.
5) 文部科学省. 日本食品標準成分表2020年版（八訂）.（https://www.mext.go.jp/a_menu/syokuhinseibun/mext_01110.html, 2023年9月閲覧）.
6) Jenkitkasemwong, S. et al. Physiologic implications of metal-ion transport by ZIP14 and ZIP8. Biometals. 25 (4), 2012, 643-55.
7) Fujishiro, H. et al. Characterization of Gene Expression Profiles of Metallothionein-Null Cadmium-Resistant Cells. J. Health Sci. 52 (3), 2006, 292-9.

8）Fujishiro, H. et al. The role of ZIP8 down-regulation in cadmium-resistant metallothionein-null cells. J. Appl. Toxicol. 29 （5）, 2009, 367-73.

9）Girijashanker, K. et al. Slc39a14 Gene Encodes ZIP14, A Metal/Bicarbonate Symporter : Similarities to the ZIP8 Transporter. Mol. Pharmacol. 73 （5）, 2008, 1413-23.

10）Park, JH. et al. SLC39A8 Deficiency : A Disorder of Manganese Transport and Glycosylation. Am. J. Hum. Genet. 97 （6）, 2015, 894-903.

11）Boycott, KM. et al. Autosomal-Recessive Intellectual Disability with Cerebellar Atrophy Syndrome Caused by Mutation of the Manganese and Zinc Transporter Gene SLC39A8. Am. J. Hum. Genet. 97 （6）, 2015, 886-93.

12）Nishito, Y. et al. Direct Comparison of Manganese Detoxification/Efflux Proteins and Molecular Characterization of ZnT10 Protein as a Manganese Transporter. J. Biol. Chem. 291 （28）, 2016, 14773-87.

13）Tuschl, K. et al. Syndrome of hepatic cirrhosis, dystonia, polycythemia, and hypermanganesemia caused by mutations in SLC30A10, a manganese transporter in man. Am. J. Hum. Genet. 90 （3）, 2012, 457-66.

14）Ejima, A. et al. Manganese intoxication during total parenteral nutrition. Lancet. 339 （8790）, 1992, 426.

15）Shan, Z. et al. U-Shaped Association between Plasma Manganese Levels and Type 2 Diabetes. Environ. Health Perspect. 124 （12）, 2016, 1876-81.

16）Sasaki, A. et al. Nramp5 is a major transporter responsible for manganese and cadmium uptake in rice. Plant Cell. 24 （5）, 2012, 2155-67.

17）Ishikawa, S. et al. Ion-beam irradiation, gene identification, and marker-assisted breeding in the development of low-cadmium rice. Proc. Natl. Acad. Sci. USA. 109 （47）, 2012, 19166-71.

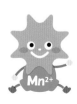 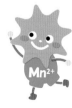 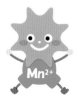

コラム 栄養素のマメ知識

コシヒカリ環1号の誕生秘話

　日本はカドミウムによる重度の健康障害として、イタイイタイ病を経験しました。しかし、日本にはその原因となった神岡鉱山だけでなく多くの鉱山があるため、いまだに廃坑となった鉱山から流出するカドミウムが水田を汚染しています。米を主食とする日本において、米に含まれるカドミウム濃度を減らすことは農業政策上も重要な課題です。岡山大学の研究グループは、植物における元素の輸送機構を研究する過程で、イネの根にマンガンを取り込む輸送体として細胞膜に局在する OsNramp5 を同定しました[16]。本文中のDMT1 の別名は Nramp2 で、Nramp は多くの生物に共通して発現している金属輸送体ファミリーです。植物は光合成のためにマンガンも必要とするため、土壌中に溶解しているマンガンを根から取り込む輸送体は非常に重要です。イネの OsNramp5 をノックアウトするとマンガンの取り込みが低下しましたが、同時にカドミウムの取り込みが顕著に抑制され、米のカドミウム濃度はほとんど検出できないくらいに低下しました[16]。

　一方、つくばの農業環境技術研究所（現在は農研機構）のグループは、カドミウムを蓄積しない新たな品種の米の開発をめざしてきました。植物の品種改良の手法として、遺伝子組換えとは異なる特異性の高い変異体の作出が可能なイオンビーム法があります。農研機構のグループは、イオンビームを照射した約 3,000 粒の米（コシヒカリの種子）をそれぞれ栽培して、収穫された米のカドミウム濃度が顕著に低い米を発見し、さらに次の世代までそれが維持されることを確認しました[17]。この米の遺伝子変異を同定したところ、OsNramp5 遺伝子に変異が起こっており、この米をカドミウム汚染土壌中で栽培した場合でも、収穫された米のカドミウム濃度は検出限界に近いレベルでした。これがカドミウムを蓄積しない新しい米の品種の誕生でした。この米は、マンガン濃度がやや低いですが成長速度や味などの米としての性状に問題はなく、現在、「コシヒカリ環1号」という品種で市場に流通可能な状態になっています。

　以上のように、イネの根からのカドミウム取り込みはマンガン輸送体によって行われるという知見が、米のカドミウム蓄積軽減という農業政策上の課題の解決に大きく貢献しました。

モリブデン Mo

徳島大学大学院医歯薬学研究部臨床食管理学分野講師　増田真志　ますだ・まさし

モリブデンの特徴

モリブデンとは

　モリブデンは、輝水鉛鉱（molybdenite）という鉱石からみつかった元素です。融点が2,620℃と非常に高いため工業的には合金鋼の材料として、また液晶パネルや太陽電池などの電子材料として利用されています。ヒトに必要なモリブデンは微量で通常の食事から十分量を摂取できることや、モリブデンの恒常性は尿中排泄によって維持されるため、日常的には欠乏症や過剰症はほとんどみられません。先天的にモリブデン補欠因子、または亜硫酸オキシダーゼを欠損すると、亜硫酸の蓄積により脳の萎縮と機能障害、けいれん、水晶体異常などが生じ、多くは新生児期に死に至ります[1]。

モリブデン摂取の推定平均必要量・推奨量・耐容上限量

　「日本人の食事摂取基準（2020年版）」では、18歳以上の女性におけるモリブデンの推定平均必要量は$20\mu g$/日、推奨量は$25\mu g$/日、耐容上限量は$500\mu g$/日と設定されており、18歳〜74歳の男性の1日あたりの推奨量は$30\mu g$/日、耐容上限量は$600\mu g$/日と設定されています。妊婦へのモリブデン付加の必要性は明らかではないため、付加量は設定されていません。一方、授乳期では母乳中の必要量を考慮し、$3\mu g$/日を付加量としています[2]。

モリブデンを多く含む食品

　モリブデンは穀類、豆類、種実類に多く含まれているため、菜食者では摂取量が多くなります。食品に含まれる量はその食品が栽培された土壌や水にモリブデンを含むかによって異なります[3]。豆類では、大豆、えんどうまめ、いんげんまめ、大豆製品など、未精製の穀類では玄米など、そして種実類ではナッツに多く含まれます（図）[4]。日本人は、穀類、豆類の摂取が多いため、平均的に毎日$225\mu g$のモリブデンを摂取しており[5]、大豆製品を多く食べたときは$300\mu g$を超えることもあります[6]。

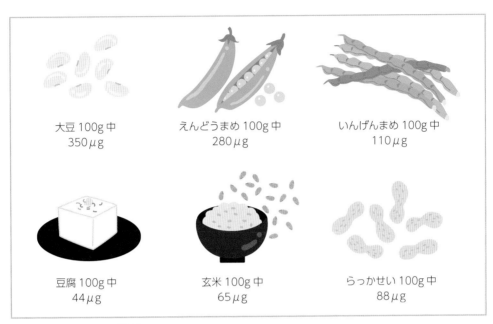

図　モリブデンを多く含む食品（文献4を参考に作成）

大豆 100g 中
350μg

えんどうまめ 100g 中
280μg

いんげんまめ 100g 中
110μg

豆腐 100g 中
44μg

玄米 100g 中
65μg

らっかせい 100g 中
88μg

モリブデンの代謝と体内での役割

　食品中モリブデンの吸収率として、大豆中のモリブデンが57％、ケール中のモリブデンが88％という報告があります[7]。しかし、20歳代日本人女性を対象とした試験では、食事中のモリブデン吸収率は93％と推定されています[5]。モリブデンの摂取量は尿中排泄量に強く相関するので[6, 8]、モリブデンの恒常性は腎臓での尿中排泄量が重要であることが示唆されています。

　生体内において、モリブデンはおもに肝臓、腎臓、骨に存在しています[3]。モリブデンは、キサンチンオキシダーゼ、アルデヒドオキシダーゼ、亜硫酸オキシダーゼの補酵素（モリブデン補欠因子）として機能しており、酸化還元反応を促して体内で起こるさまざまな代謝にかかわります[9]。

第

4

章

ミネラル

Nutrition Care 2023 冬季増刊　171

過剰・不足時の問題

過剰時の問題

　ヒトにおけるモリブデン中毒に関する報告は少なく、日本では毎日$500\mu g$以上を摂取していると推定される成人女性においても健康障害は認められていません。しかし、アルメニア共和国の土壌には非常に高い濃度のモリブデンが含まれていることから、アルメニア共和国の人のモリブデン摂取量は多くなり、関節痛や高尿酸尿、急性の毒性では幻覚や発作なども報告されています[3]。また、ネズミに高用量のモリブデンを摂取させた動物実験では、成長遅延、腎不全、生殖障害、骨変形、貧血などの症状が報告されています[10]。

不足時の問題

　モリブデンをほとんど含まない中心静脈栄養を18ヵ月投与された米国のクローン病患者において、血漿メチオニンや尿中チオ硫酸の増加、血漿および尿中の尿酸や尿中硫酸の減少、神経過敏、昏睡、頻脈、頻呼吸などの症状が発症しています[11]。これらの症状がモリブデン酸塩の投与で消失したことから、この症例はモリブデン欠乏だと考えられています。非常にまれですが、小児の遺伝的なモリブデン補欠因子欠損症では、亜硫酸の蓄積によって脳の萎縮と機能障害、けいれん、精神遅滞、水晶休異常、そしてキサンチン代謝異常による血清尿酸濃度の異常などが生じます[1]。

生活習慣病との関係

　慢性腎臓病の小児や人工透析を受けている患者では、血清モリブデン濃度が上昇するという報告があります[12, 13]。モリブデンの主排泄経路が尿であること、モリブデンがリン酸と高い親和性を有すること、そして腎機能が低下するとしばしば血清リン濃度が上昇することを考慮すると、この血清モリブデン濃度の上昇は血清リン濃度の上昇に伴う二次的なものである可能性が高く、慢性腎臓病の発症や重症化とは無関係と思われます。

引用・参考文献

1) Johnson, JL. et al. Inborn errors of molybdenum metabolism : combined deficiencies of sulfite oxidase and

xanthine dehydrogenase in a patient lacking the molybdenum cofactor. Proc. Natl. Acad. Sci. USA. 77（6），1980, 3715-9.

2）厚生労働省.「日本人の食事摂取基準（2020 年版）」策定検討会報告書.（https://www.mhlw.go.jp/stf/newpage_08517.html, 2023 年 9 月閲覧）.

3）Novotny, JA. Molybdenum nutriture in humans. Evid. Based Complement. Alternat. Med. 16（3），2011, 164-8.

4）文部科学省. 日本食品標準成分表 2020 年版（八訂）.（https://www.mext.go.jp/a_menu/syokuhinseibun/mext_01110.html, 2023 年 9 月閲覧）.

5）Hattori, H. et al. Determination of molybdenum in foods and human milk, and an estimate of average molybdenum intake in the Japanese population. J. Nutr. Sci. Vitaminol（Tokyo）. 50（6），2004, 404-9.

6）Yoshida, M. et al. Molybdenum balance in healthy young Japanese women. J. Trace Elem. Med. Biol. 20（4），2006, 245-52.

7）Turnlund, JR. et al. Molybdenum absorption and utilization in humans from soy and kale intrinsically labeled with stable isotopes of molybdenum. Am. J. Clin. Nutr. 69（6），1999, 1217-23.

8）Turnlund, JR. et al. Molybdenum absorption, excretion, and retention studied with stable isotopes in young men at five intakes of dietary molybdenum. Am. J. Clin. Nutr. 62（4），1995, 790-6.

9）Rajagopalan, KV. Molybdenum : an essential trace element in human nutrition. Annu. Rev. Nutr. 8, 1988, 401-27.

10）Food and Nutrition Board, Institute of Medicine. "Molybdenum". Dietary Reference Intakes for Vitamin A, Vitamin K, Arsenic, Boron, Chromium, Copper, Iodine, Iron, Manganese, Molybdenum, Nickel, Silicon, Vanadium, and Zinc. Washington（DC），National Academies Press（US），2001, 420-41.

11）Abumrad, NN. et al. Amino acid intolerance during prolonged total parenteral nutrition reversed by molybdate therapy. Am. J. Clin. Nutr. 34（11），1981, 2551-9.

12）Filler, G. et al. High prevalence of elevated molybdenum levels in pediatric CKD patients. A cross-sectional and longitudinal study. Clin. Nephrol. 88（8），2017, 79-85.

13）Hosokawa, S. et al. Clinical studies on molybdenum in patients requiring long-term hemodialysis. ASAIO. J. 40（3），1994, M445-9.

14）Ferguson, WS. et al. Action of Molybdenum in Nutrition of Milking Cattle. Nature. 141, 1938, 553.

15）Dick, AT. et al. Some preliminary observations on the effect of molybdenum on copper metabolism in herbivorous animals. Aust. Vet. J. 21（3），1945, 70-2.

16）Comar, CL. et al. Molybdenum metabolism and interrelationships with copper and phosphorus. J. Biol. Chem. 180（2），1949, 913-22.

17）Dick, AT. The effect of diet and of molybdenum on copper metabolism in sheep. Aust. Vet. J. 28（2），1952, 30-3.

18）Dick, AT. The effect of inorganic sulphate on the excretion of molybdenum in the sheep. Aust. Vet. J. 29（1），1953, 18-26.

19）Dick, AT. The control of copper storage in the liver of sheep by inorganic sulphate and molybdenum. Aust. Vet. J. 29（9），1953, 233-9.

20）Suttle, NF. Recent studies of the copper-molybdenum antagonism. Proc. Nutr. Soc. 33（3），1974, 299-305.

21）Brewer, GJ. et al. Treatment of Wilson's disease with ammonium tetrathiomolybdate. I. Initial therapy in 17 neurologically affected patients. Arch. Neurol. 51（6），1994, 545-54.

第 4 章 ミネラル

コラム 栄養素のマメ知識

羊の病気の研究からつながった
ヒトの病気の治療薬品開発

　1930 年代、南イングランドの広大な牧草地に放牧された牛と羊はひどい下痢をして具合が悪く、この地域の牧草はほかの地域の牧草に比べてモリブデン濃度が高くなっていました。この南イングランドの牧草地の牧草に含まれるモリブデン量と同量の可溶性モリブデン酸をほかの地域の牧草に加え、その飼料を食べた乳牛に同様の下痢が起こりました [14]。その後、オーストラリアの特定地域に起こる慢性銅中毒に関する調査中に、偶然にもモリブデンの補充によって羊の肝臓への銅蓄積が減少することが発見されました [15]。さらに、米国ではモリブデンの補充が牛の肝臓で銅蓄積を抑制すること、モリブデンの過剰摂取によって銅欠乏が起こることが報告されました [16]。これらは羊における銅－モリブデン拮抗作用の概念を確立し、餌にモリブデン量が多いと銅欠乏を起こし、逆にモリブデン量が少ないと銅中毒が起こりやすくなることを示唆しました。

　1952年、羊の飼料に毎日 10mg の銅とモリブデンのサプリメントを 6ヵ月間与えても、飼料中の燕麦（オーツ麦）に対するアルファルファ（スプラウトの一種）の比を大きくすると、肝臓の銅蓄積量と血中モリブデン濃度が減少しました（**表1**）[17]。つまり、燕麦には含まれずアルファルファに含まれる成分が、銅とモリブデン間の生理的な相互作用に影響することがわかりました [17]。さらに、アルファルファの水抽出物には硫酸イオンが多く含まれており、無機硫酸が血中モリブデン濃度を低下させることが証明されました [18]。また、羊に燕麦飼料を与えた場合、モリブデンの補充は肝臓の銅蓄積を増加させましたが、アルファルファを飼料にするとモリブデンは肝臓の銅蓄積を軽減しました。しかし、燕麦食餌

表1　種々の飼料に毎日それぞれ 10mg の銅およびモリブデンを 6ヵ月間加えた羊の肝臓の銅および血中モリブデン濃度（文献 17 より一部改変）

飼料	肝臓の銅の増加（mg）	血中モリブデン濃度（μg/100mL）
アルファルファ	9	48
アルファルファ 3：燕麦 1	19	96
アルファルファ 1：燕麦 1	35	180
アルファルファ 1：燕麦 3	70	378
燕麦 3	113	447

肝臓の銅の増加は、初期値（推測：約 27mg）と屠殺時の値の差。数値はこの期間に採取した毎週の血液サンプルの平均（n = 6）。

にモリブデンおよび硫酸を補充すると、肝臓の銅蓄積は減少しました（**表2**）[19]。つまり、硫酸はモリブデンとともに肝臓の銅蓄積を抑制するアルファルファの成分であり、肝臓の銅蓄積において銅、モリブデン、硫酸の間に3方向の相互作用があることが示されました[19]。

　さらに、餌にモリブデンと硫酸を添加して肝臓における銅蓄積は減少しましたが、血中銅濃度は上昇しました。また、大量のモリブデンと硫酸、および見かけ上は適量の銅を摂取した羊は、血中銅濃度が正常以上であっても、毛髪の色素の消失、肝臓銅濃度の低下など銅不足の症状を呈しました。つまり、モリブデンと硫酸の摂取が多い条件下では、血中銅濃度が上昇しても、体内で銅を有効に利用できずに銅欠乏症状が起こっていました。銅－モリブデン－硫黄の相互作用の解釈は、硫酸によって銅とモリブデンの両方が生物学的に利用できなくなり、モリブデンは食餌中において硫酸の存在下でのみ銅の利用度を下げることがわかりました。これは、食餌中のモリブデンと銅が硫化物を多く含む「こぶ胃（反芻動物の第一胃）」で不溶性が著しいテトラチオモリブデン酸銅、とくに$CuMoS4$が産生されることで、不溶性の銅が吸収されずに組織でも利用されないことが理由だと考えられています[20]。

　ヒトのウィルソン病の治療に、テトラチオモリブデン酸が使われました[21]。この遺伝病は組織に銅蓄積を起こすもので、テトラチオモリブデン酸は銅と複合体をつくって銅の吸収を阻害することで銅中毒が軽減されます。もともとは羊の病気の毒物学的研究が銅欠乏に関係する複雑な相互作用の研究につながって、最終的にはヒトの病気の治療薬品の研究に導かれており、出発点では科学の将来を予測することはできないことがよくわかる事例です。

表2　種々の飼料に毎日、銅（10mg）、モリブデン（10mg）、硫酸銅（2g）を81～114日加えて与えた羊の肝臓の銅（文献19より一部改変）

飼料	銅追加	モリブデン追加	硫酸銅追加	Δ肝臓銅
燕麦	＋	－	－	－
燕麦	＋	＋	－	↑
アルファルファ	＋	－	－	↑
アルファルファ	＋	＋	－	↓
燕麦	＋	－	＋	↑
燕麦	＋	＋	＋	↓
アルファルファ	＋	－	＋	↑
アルファルファ	＋	＋	＋	↓

14 クロム

徳島大学大学院医歯薬学研究部臨床食管理学分野講師　**増田真志**　ますだ・まさし

クロムの特徴

クロムとは

　クロムは遷移元素であるためさまざまな価数をとりますが、主要なものは 0、＋ 3、＋ 6 価です。そのなかでも食品に含まれるのは 3 価クロムなので、食事摂取基準[1] が対象とするのは 3 価クロムです。3 価クロムは栄養的に不可欠なミネラルとして認識されていますが、それが体内でどのように機能するかはいまだに正確にわかっていません。6 価クロムは非常に強い毒性があり、肺、胃腸、気道の障害や皮膚炎をひき起こし、発がん性があります。6 価クロム化合物は強い酸化剤として知られており、有機物と接触するとその有機物を酸化して自身は 3 価クロムに変わります。6 価クロムの毒性はこの性質に由来するものです。

クロム摂取の目安量・耐容上限量

　「日本人の食事摂取基準（2020 年版）」では、18 歳以上の男女ともにクロムの目安量は 10μg/ 日、耐容上限量は 500μg/ 日が設定されています。エビデンス不足のため、推定平均必要量および推奨量は設定されていません。また、小児における目安量、妊婦・授乳期における付加量、また耐容上限量も策定されていません。乳児では、母乳中クロム含量から目安量を算出しています[1]。

クロムを多く含む食品

　クロムは、加工肉、あおさ、ひじき、大豆、きな粉、チョコレートなどに多く含まれます（**図 1**）[2]。逆に、ショ糖や果糖といった単糖を含む食品はクロムが少ないだけでなく、クロムの損失を促進することがわかっています[3]。

クロムの代謝と体内での役割

　食品中に含まれるクロムは通常 3 価のクロム（Cr^{3+}）です。クロムの吸収率は摂取

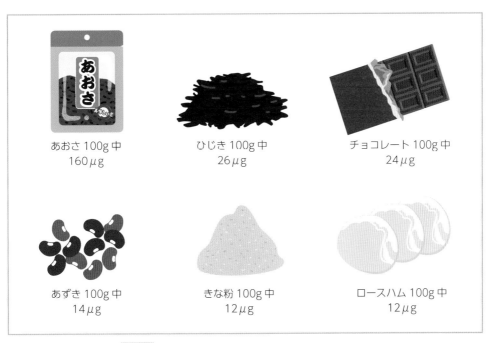

図1 クロムを多く含む食品 (文献2を参考に作成)

あおさ 100g 中
160μg

ひじき 100g 中
26μg

チョコレート 100g 中
24μg

あずき 100g 中
14μg

きな粉 100g 中
12μg

ロースハム 100g 中
12μg

形態によって変動しますが、米国・カナダの食事摂取基準では1%程度と見積もられ[4]、代謝後は尿から排泄されると考えられています[5]。食品成分表を用いた日本人のクロム摂取量は成人で約10μg/日です[6]。髪、汗、および尿のクロム濃度は年齢とともに減少することが知られていますが[7]、基本的に通常の食生活で不足することは想定されていません。

耐糖能異常を起こしたラットや糖尿病の症例に3価クロムを投与すると、症状の改善が認められます[8]。血中グルコース濃度の上昇に呼応してインスリン分泌が増加して、インスリン受容体に結合します。それにより、細胞膜に発現したトランスフェリン受容体(TfR)にトランスフェリンと結合した3価クロムが結合して、エンドサイトーシスによって細胞内に取り込まれます。その後、小胞から放出された3価クロムは、オリゴペプチドであるクロモデュリンと結合してインスリン受容体を活性化させます。その結果、グルコース輸送担体(GLUT4)の細胞膜での発現が増加し、血中のグルコースの細胞内への取り込みを促進します(**図2**)[9]。また、糖代謝以外にもたんぱく質代謝、コレステロール代謝などにも関与しています。

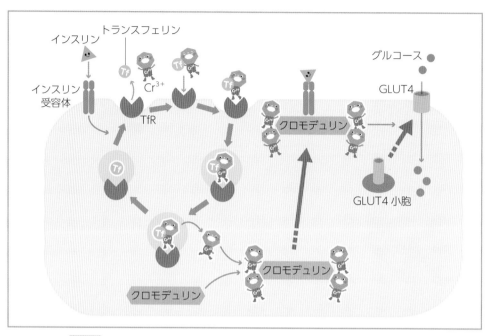

図2 3価クロムによる糖代謝の調節機構モデル（文献9を参考に作成）

インスリン分泌増加により、3価クロムはトランスフェリンに結合する。細胞膜に発現した TfR にトランスフェリンと結合した3価クロムが結合して、細胞内に取り込まれる。小胞から放出された3価クロムは、クロモデュリンと結合してインスリン受容体を活性化させる。GLUT4 が増加し、血中のグルコースの細胞内への取り込みを促進させる。

過剰・不足時の問題

過剰時の問題

　　6価クロムは人工的に産出されるもので自然界にほとんど存在しませんが、過剰摂取により生体内（腎臓、脾臓、肝臓、肺、骨）に蓄積し、毒性を示すことが知られています[10]。また、6価クロムは発がん性物質であると認識されており、塵に含まれる6価クロムに晒されると肺がんの発生が増え、皮膚の炎症をひき起こすことが知られています。

　　食品中ではほとんどが3価クロムとして存在していて、3価クロムは吸収率も低いため通常の食品からクロムの過剰摂取は考えられませんが、サプリメント多用による過剰摂取の危険性があります。基本的に3価クロムの毒性は低いですが、細胞培養研究から長期の3価クロム補給による安全性が懸念されています。3価クロム、とくに

ピコリン酸クロムがDNA損傷を増大させる可能性が示唆されていますが[11〜13]、生体組織のDNA損傷を増やすというエビデンスはありません。しかしながら、ピコリン酸クロムとしてクロムを6週間にわたり$600\mu g$/日摂取した人が5ヵ月後に腎不全になったことや、ピコリン酸クロムを5ヵ月間$1,200〜2,400\mu g$/日摂取した人が腎不全と肝機能障害をひき起こしたことが報告されました[14]。つまり、腎臓や肝臓に疾患がある人は副作用のリスクが高まる可能性があるため、サプリメントでのクロム摂取を限定すべきかもしれません[4]。

不足時の問題

クロム欠乏症は、点滴液にクロムが補われていない静脈栄養補給を長期間受けた3人の患者で報告されています。これらの患者はグルコース消費が障害されましたが、クロムの補給に反応してインスリン補充は必要なくなりました。加えて、栄養失調の幼児における耐糖能異常は、塩化クロムの経口投与に反応を示します。クロムがインスリンの作用を強化する可能性があること、およびクロム欠乏症が耐糖能異常になることから、クロムの不足は2型糖尿病の進行に寄与する要素であると考えられています[4, 15]。

生活習慣病との関係とサプリメント

クロムと生活習慣病

3価クロムのサプリメントと糖代謝の関連を検討した41の疫学研究を、対象者を2型糖尿病患者、耐糖能低下者、耐糖能非低下者に分けて比較したメタ・アナリシスにおいて、糖尿病患者へのクロムサプリメント投与は血糖値とHbA1c濃度の改善をもたらす場合が多かったが、非糖尿病者への投与は耐糖能低下がある場合を含めて、血糖値とHbA1c濃度に影響を与えませんでした[16]。一方、2型糖尿病患者は健康な人よりもクロムの尿中への排泄率が高いことがわかっており、2年以上にわたって患っている場合はとくにそれが著しくなっています[17]。

クロムのサプリメント

3価クロムは、塩化クロム、ニコチン酸、ピコリン酸クロム、および高クロム酵母などの形態で、サプリメントとして入手可能です。これらは、単体のサプリメント、またはほかの成分と組み合わせたサプリメントとして販売されています。通常、服用

量はクロム元素の量として50～200μg/日です[18]。ニコチン酸クロムとピコリン酸クロムは、塩化クロムよりも生物学的に利用しやすい可能性があります[19]。耐糖能異常や2型糖尿病の研究の多くでは、ピコリン酸クロムがクロム源として使用されましたが、ピコリン酸クロムのサプリメントの長期間使用に関する安全性については懸念されています。

引用・参考文献

1）厚生労働省.「日本人の食事摂取基準（2020年版）」策定検討会報告書.（https://www.mhlw.go.jp/stf/newpage_08517.html, 2023年9月閲覧）.

2）文部科学省. 日本食品標準成分表2020年版（八訂）.（https://www.mext.go.jp/a_menu/syokuhinseibun/mext_01110.html, 2023年9月閲覧）.

3）Lukaski, HC. Chromium as a supplement. Annu. Rev. Nutr. 19, 1999, 279-302.

4）Food and Nutrition Board, Institute of Medicine. "Chromium". Dietary Reference Intakes for Vitamin A, Vitamin K, Arsenic, Boron, Chromium, Copper, Iodine, Iron, Manganese, Molybdenum, Nickel, Silicon, Vanadium, and Zinc. Washington（DC）, National Academies Press（US）, 2001, 197-223.

5）Kottwitz, K. et al. Absorption, excretion and retention of 51Cr from labelled Cr-（III）-picolinate in rats. Biometals. 22（2）, 2009, 289-95.

6）加藤友紀ほか. 地域在住中高年者の微量ミネラルおよびビオチンの摂取量. 日本栄養・食糧学会誌. 65（1）, 2012, 21-8.

7）Davies, S. et al. Age-related decreases in chromium levels in 51,665 hair, sweat, and serum samples from 40,872 patients : implications for the prevention of cardiovascular disease and type II diabetes mellitus. Metabolism. 46（5）, 1997, 469-73.

8）Nielsen, FH. "Manganese, Molybdenum, Boron, Chromium, and Other Trace Elements". Present Knowledge in Nutrition, Tenth Edition. Erdman, JW. Jr. et al. ed. Oxford, Wiley-Blackwell, 2012, 586-607.

9）Moreira, PSA. et al. Dietary chromium and growth performance animals : a review. Scientific Electronic Archives. 13（7）, 2020, 59-66.

10）Outridge, PM. et al. Bioaccumulation and toxicology of chromium : implications for wildlife. Rev. Environ. Contam. Toxicol. 130, 1993, 31-77.

11）Blasiak, J. et al. A comparison of the in vitro genotoxicity of tri- and hexavalent chromium. Mutat. Res. 469（1）, 2000, 135-45.

 栄養素のマメ知識

クロムの運動による影響

男性ランナーを調べたいくつかの研究では、尿中へのクロムの排出は持久運動によって増え、定期的に運動をする人にはクロムがより必要である可能性を示唆しています[20]。ほかの研究では、抵抗運動（ウエイトリフティング）が中高年男性で尿中へのクロムの排出を増やすことがわかっています。しかしながら、クロムの吸収もまた増加し、抵抗運動の結果としてのクロムの損失はほとんどありませんでした[21]。

12) Speetjens, JK. et al. The nutritional supplement chromium（III）tris（picolinate）cleaves DNA. Chem. Res. Toxicol. 12（6）, 1999, 483-7.

13) Stearns, DM. et al. Chromium（III）picolinate produces chromosome damage in Chinese hamster ovary cells. FASEB. J. 9（15）, 1995, 1643-8.

14) Cerulli, J. et al. Chromium picolinate toxicity. Ann. Pharmacother. 32（4）, 1998, 428-31.

15) Jeejeebhoy, KN. The role of chromium in nutrition and therapeutics and as a potential toxin. Nutr. Rev. 57（11）, 1999, 329-35.

16) Balk, EM. et al. Effect of chromium supplementation on glucose metabolism and lipids : a systematic review of randomized controlled trials. Diabetes Care. 30（8）, 2007, 2154-63.

17) Morris, BW. et al. Chromium homeostasis in patients with type II（NIDDM）diabetes. J. Trace Elem. Med. Biol. 13（1-2）, 1999, 57-61.

18) Rorvik, D. et al. PDR for Nutritional Supplements. Montvale, Medical Economics Company, 2001, 575p.

19) Kobla, HV. et al. Chromium, exercise, and body composition. Crit. Rev. Food Sci. Nutr. 40（4）, 2000, 291-308.

20) Lukaski, HC. Magnesium, zinc, and chromium nutriture and physical activity. Am. J. Clin. Nutr. 72（2 Suppl）, 2000, 585S-93S.

21) Rubin, MA. et al. Acute and chronic resistive exercise increase urinary chromium excretion in men as measured with an enriched chromium stable isotope. J. Nutr. 128（1）, 1998, 73-8.

22) Campbell, WW. et al. Chromium picolinate supplementation and resistive training by older men : effects on iron-status and hematologic indexes. Am. J. Clin. Nutr. 66（4）, 1997, 944-9.

23) Lukaski, HC. et al. Chromium supplementation and resistance training : effects on body composition, strength, and trace element status of men. Am. J. Clin. Nutr. 63（6）, 1996, 954-65.

24) Stoecker, BJ. "Chromium". Modern Nutrition in Health and Disease. 9th ed. Baltimore, Williams & Wilkins, 1999, 277-82.

 栄養素のマメ知識

クロムとほかの栄養素との相互作用

3価クロムはトランスフェリン（鉄輸送たんぱく質）と結合することから、トランスフェリンへの結合は鉄と競合します。しかしながら、中高年男性が925μg/日のクロムを12週間にわたって服用した結果、鉄の栄養状態への重大な影響はありませんでした[22]。より若い男性の研究では、200μ/日のクロムを8週間にわたって服用した後、鉄と飽和しているトランスフェリンがわずかに減少しました[23]。体内への鉄蓄積による組織への損傷をひき起こす遺伝性ヘモクロマトーシスにおける鉄の過負荷は、トランスフェリンとの結合に対してクロムと競合することでクロム輸送を妨げている可能性があります。このことから、クロム輸送の減少が遺伝性ヘマクロマトーシスに伴う糖尿病に関与するのではないかという仮説が導かれています[4]。

また、ビタミンCと同時摂取すると、動物でのクロムの吸収が促進されます[24]。3人の女性を対象にした研究では、100mgのビタミンCを1mgのクロムと一緒に摂取すると、ビタミンCを同時に摂取しない場合に比べて血漿クロム濃度が高くなりました[4]。

MEMO

第 5 章

食物繊維・水

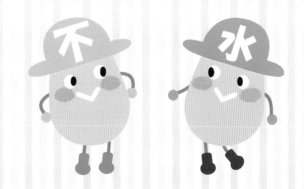

1 食物繊維

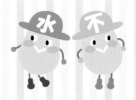

川崎医療福祉大学医療技術学部臨床栄養学科助教　**瀬部真由** せべ・まゆ
川崎医療福祉大学医療技術学部臨床栄養学科教授　**武政睦子** たけまさ・むつこ

食物繊維の特徴

食物繊維とは

　栄養素はおもに炭水化物、たんぱく質、脂質、ビタミン、ミネラルの五大栄養素に分類されていますが、近年は研究がすすみ、炭水化物は代謝経路の違いからさらに糖質と食物繊維に分けて考えられるようになりました。日本において、食物繊維は「ヒトの消化酵素によって消化されない食物中の難消化性の成分」[1]と定義されています。食物繊維の定義は国によって少しずつ異なりますが、小腸で消化できない糖質ということは共通しています[2]。

　食物繊維は水に対する溶解性で水溶性食物繊維と不溶性食物繊維に分類され、それぞれに役割があります。水分保持作用を利用した便通改善効果が注目されることが多いですが、食物繊維が腸内細菌の発酵により短鎖脂肪酸を生じることなど、近年さまざまな生理作用が明らかになってきており、食物繊維は第六の栄養素ともいわれるようになっています。

食物繊維摂取の目標値

　食物繊維の摂取不足は生活習慣病の発症率や死亡率に関連していることが疫学研究やそれらのメタアナリシスで報告されており[3]、食物繊維の積極的な摂取が推奨されると考えられます。しかしながら、食物繊維をどの程度摂取すれば顕著な効果があるのか、明確な閾値は得られていません。

　米国・カナダの食事摂取基準では研究論文のレビューを行い、それぞれの研究にて大きな予防効果が観察された摂取量をもとに14g/1,000kcalを目安量としています[4]。この基準を参考にすると、食物繊維の理想的な目標値は成人で24g/日以上と考えられますが、これは日本人の実際の摂取量よりもかなり多くなってしまいます。

　「令和元年国民健康・栄養調査報告」では、食物繊維の摂取量（中央値）は男性18.5g、女性16.6gとなっており、とくに20歳代から40歳代の摂取量が少ないことがわかり

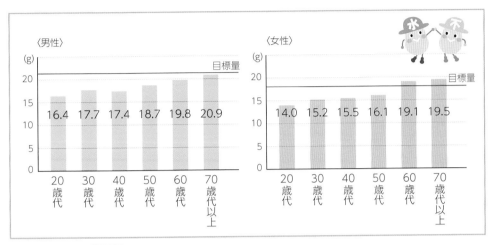

図1 日本人の食物繊維摂取量（中央値）（文献5を参考に作成）

〈男性〉
(g)
20　15　10　5　0
目標量
16.4　17.7　17.4　18.7　19.8　20.9
20歳代　30歳代　40歳代　50歳代　60歳代　70歳代以上

〈女性〉
(g)
20　15　10　5　0
目標量
14.0　15.2　15.5　16.1　19.1　19.5
20歳代　30歳代　40歳代　50歳代　60歳代　70歳代以上

ます（図1）[5]。「日本人の食事摂取基準（2020年版）」では男性21g/日以上、女性18g/日以上と、実行可能性を考慮した目標量が設定されています[6]。目標量を満たすためには2～3g/日程度の摂取増を意識する必要があり、これはおよそ野菜の小鉢2品（約120g）分に該当します。

食物繊維を多く含む食品

　水溶性食物繊維には、くだものに多く含まれるペクチン、昆布やわかめなど海藻類の成分であるアルギン酸、きくいもやごぼうの主成分であるイヌリン、β-グルカンやグルコマンナンなどがあります。不溶性食物繊維には、植物の細胞壁の主要構成成分であるセルロースやリグニンなどがあり、おもに野菜を食べることで摂取できます。不溶性食物繊維と比べて、水溶性食物繊維は1回の食事で摂取できる量が少ないため、意識しないと摂取しにくい食物繊維です。

　また、食品群別の食物繊維摂取量は、穀類からがもっとも多く、次いで野菜類、いも類、豆類、果実類でした[5]。つまり、日本人は主食から食物繊維を多く摂取しているといえます。近年では糖質制限など主食の摂取を減らす人が増えていますが、これは食物繊維をとらないことにつながるので、代わりに野菜や大豆製品などをより多く摂取する工夫が必要です。

第5章　食物繊維・水

表1 水溶性食物繊維と不溶性食物繊維の生理作用（文献7を参考に作成）

生理作用	水溶性食物繊維	不溶性食物繊維
糞便重量	寄与しない	増加させる
胃内滞留時間	長くなる	長くなる傾向がある
食後血糖値の上昇	抑制する	不明
胆汁酸の結合	結合する	結合しない
血清コレステロール	低下させる	不明
発酵性	広範囲で高い	限定的で低い
腸内pHの変化	低下する	変化なし

食物繊維の代謝と体内での役割

生理作用

　水溶性食物繊維と不溶性食物繊維の生理作用には同じものと異なるものがあるので（**表1**）[7]、どちらもバランスよく摂取することが大切です。

　水溶性食物繊維は便のやわらかさを保つことで便通をよくします。水溶性食物繊維は水に溶けてゼリー状成分となり胃腸内をゆっくり移動するため、胃内滞留時間が長くなります。小腸での栄養素の吸収を穏やかにするので、食後の急激な血糖上昇を抑える効果があります。また、胆汁酸やコレステロールを吸着し、体外に排泄します。大腸内で発酵されると酪酸などの短鎖脂肪酸が産生され、腸内のpHが弱酸性になるのでビフィズス菌などの善玉菌が増えやすくなり、腸内細菌叢が改善されます。

　不溶性食物繊維は、水分を吸収して糞便重量を増加させます。便が増えることで大腸が刺激され、蠕動運動が活発になって排便がスムーズになります。また、水溶性食物繊維よりも発酵性は低いですが、一部の不溶性食物繊維も発酵され腸内環境をととのえるはたらきをもちます。

体内での代謝

　食物繊維はエネルギーを供給しないと考えられていましたが、現在は腸内細菌によって発酵されてエネルギーを産生することがわかっています。炭水化物のなかでも、糖質と食物繊維は体内での代謝過程が異なります（**図2**）[8, 9]。糖質は小腸内でグルコ

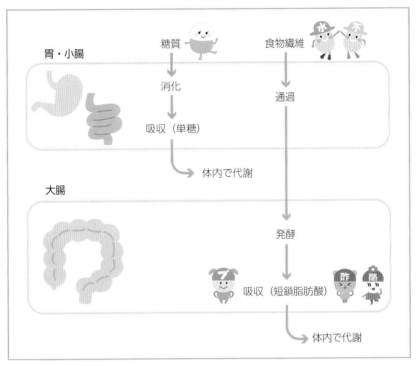

図2 炭水化物の体内でのエネルギー利用 （文献8、9を参考に作成）

ース、マルトースなどに酵素的に分解されて4kcal/gのエネルギーを産生しますが、食物繊維は小腸を通り抜けて大腸に到達し、腸内細菌による発酵を受けて短鎖脂肪酸、炭酸ガス、メタンガスなどに代謝されます。このうち短鎖脂肪酸（酢酸、プロピオン酸、酪酸）は大腸から吸収され、大腸粘膜細胞または肝臓などでエネルギーとして利用されます[9]。

　おもに水溶性食物繊維と一部の不溶性食物繊維が発酵性をもちますが、食物繊維の種類により発酵量に差があります（**表2**）[10]。高発酵性（発酵分解率75％以上）の食物繊維は2kcal/g、低発酵性（25％以上75％未満）は1kcal/g、無発酵性（25％未満）は0kcal/gとエネルギー推定値が規定されており、発酵性が高いほど短鎖脂肪酸の産生量が多くなります。また、炭水化物に由来するエネルギーに占める食物繊維由来のエネルギーはごくわずかであるため、その作用は大きな影響を与えないものとして、エネルギー評価の際には無視してよいとされています。

　短鎖脂肪酸には、大腸粘膜の増殖刺激作用、血流増加作用、炎症抑制効果があるこ

表2 おもな食物繊維の発酵性 （文献 10 を参考に作成）

エネルギー換算係数	資化率	食物繊維	おもな由来食品
高発酵性 (2kcal/g)	75%以上	イヌリン	きくいも、チコリ
		水溶性ペクチン	熟した果実
		グアーガム	グアー豆
		グアーガム加水分解物	グアー豆
低発酵性 (1kcal/g)	25%以上 75%未満	難消化性デキストリン	でんぷんなど
		アルギン酸	海藻
		アラビアガム	アカシア樹液
		不溶性ペクチン	熟していない果実
無発酵性 (0kcal/g)	25%未満	ポリデキストロース	化学的合成品
		セルロース	野菜
		キチン	甲殻類

とが炎症性腸疾患などの治療において報告されています[11]。一般的に酢酸、プロピオン酸、酪酸の順に産生量が多くなり、酪酸は産生量が少ないですが、大腸上皮細胞での吸収率が高く、生理作用が強いといわれています。とくに注目すべきなのは、産生された酪酸が免疫系に作用することです。腸内細菌がつくる酪酸は体内に取り込まれて、炎症やアレルギーなどを抑える制御性 T 細胞の分化を誘導することが明らかになっています（**図3**）[12]。酪酸により分化誘導された制御性 T 細胞が炎症性腸疾患を抑制する役割があることが示されており、腸内細菌由来の短鎖脂肪酸が粘膜での免疫応答だけでなく、全身の免疫応答にも影響を与えることに注目が集まっています。

過剰・不足時の問題

過剰時の問題

食物繊維を大量に摂取すると大腸内の浸透圧が高くなり、軟便や下痢をひき起こす場合がありますが[13]、現在の日本人の食生活では食物繊維の摂取量は不足しているた

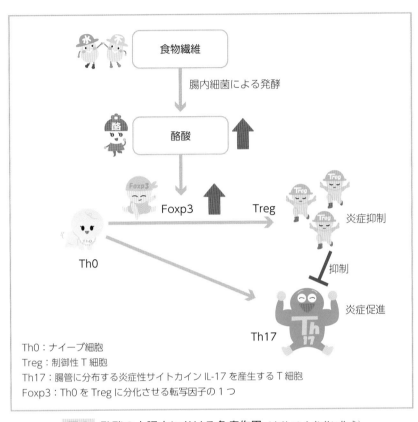

図3 酪酸の大腸内における免疫作用 （文献12を参考に作成）

め、過剰摂取の心配はほとんどありません。しかしながら、食物繊維が添加された加工食品やサプリメントなど多くの商品が市販され、気軽に入手できるようになっているので、これらを利用する際には1回の摂取量に注意が必要です。

不足時の問題

　食物繊維の摂取量は排便習慣に影響することから、食物繊維が不足すると便秘になりやすくなり、結果として大腸がんのリスクが高まるとされています。また、糖尿病や循環器疾患などの生活習慣病リスクが高くなることも報告されています[6]。

引用・参考文献

1）Kiriyama, S. et al. Searching for the definition, terminology and classification of dietary fiber and the new proposal from Japan. J. Jpn. Assoc. Dietary Fiber Res. 10（1）, 2006, 11-23.

2）Cummings, JH. et al. Carbohydrate terminology and classification. Eur. J. Clin. Nutr. 61（Suppl 1）, 2007,

3）Reynolds, A. et al. Carbohydrate quality and human health : A series of systematic reviews and meta-analyses. Lancet. 393（10170）, 2019, 434-45.

4）Food and Nutrition Board, Institute of Medicine of The National Academies. Dietary reference intakes for energy, carbohydrate, fiber, fat, fatty acids, cholesterol, protein, and amino acids（macronutrients）. Washington D.C., National Academies Press, 2005, 1358p.

5）厚生労働省. 令和元年国民健康・栄養調査報告.（https://www.mhlw.go.jp/stf/seisakunitsuite/bunya/kenkou_iryou/kenkou/eiyou/r1-houkoku_00002.html, 2023 年 9 月閲覧）.

6）厚生労働省.「日本人の食事摂取基準（2020 年版）」策定検討会報告書.（https://www.mhlw.go.jp/stf/newpage_08517.html, 2023 年 8 月閲覧）.

7）倉沢新一. 食物繊維の定義と分類. 臨床栄養. 84（3）1994, 254-8.

8）日本食品分析センター. 食物繊維の熱量（エネルギー）について.（https://www.jfrl.or.jp/information/170, 2023 年 9 月閲覧）.

9）南久則. "発酵・吸収". エッセンシャル 基礎栄養学. 中屋豊ほか編. 東京, 医歯薬出版, 2005, 45-7.

10）奥恒行ほか. 各種食物繊維素材のエネルギーの推算値. 日本食物繊維研究会誌. 6（2）, 2002, 81-6.

11）Lührs, H. et al. Butyrate inhibits NF-kappaB activation in lamina propria macrophages of patients with ulcerative colitis. Scand. J. Gastroenterol. 37（4）, 2002, 458-66.

12）長谷耕二. 腸内細菌による免疫制御. モダンメディア. 63（2）, 2017, 36-41.

13）Yang, J. et al. Effect of dietary fiber on constipation : A meta analysis. World J. Gastroenterol. 18（48）, 2012, 7378-83.

14）文部科学省. 日本食品標準成分表 2020 年版（八訂）.（https://www.mext.go.jp/a_menu/syokuhinseibun/mext_01110.html, 2023 年 9 月閲覧）.

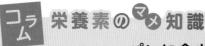

コラム　栄養素の マメ 知識

パンに含まれる食物繊維

　食物繊維の含有量（100g 中）は、食パンの 4.2g に比べて、ライ麦パンは 5.6g、全粒粉（ぜんりゅうふん）パンは 4.5g と多いです [14]。ライ麦はヨーロッパや北アメリカ、日本では北海道など、寒冷で小麦の栽培に適さない地域で栽培されています。ライ麦パンは、ライ麦の比率により Roggenbrot（ロッゲンブロート）（90％以上）、Roggenmischbrot（ロッゲンミッシュブロート）（50 〜 90％未満）、Mischbrot（ミッシュブロート）（50％）、Weizenmischbrot（ヴァイツェンミッシュブロート）（10 〜 50％未満）、Weizenbrot（ヴァイツェンブロート）（10％未満）に分類され、ライ麦比率が高いほどかたいパンとなります。全粒粉とは、小麦の表皮や胚乳、胚芽をつけたままで加工された小麦粉で、通常の小麦粉より食物繊維が豊富です。

2 水

川崎医療福祉大学医療技術学部臨床栄養学科助教　**瀬部真由**　せべ・まゆ

川崎医療福祉大学医療技術学部臨床栄養学科教授　**武政睦子**　たけまさ・むつこ

水の特徴

水とは

　水は生体を構成する成分として体内にもっとも多く含まれる物質であり、すべての生命に不可欠な物質です。水は体内で多くの栄養素などを溶かす溶媒となっており、生命維持に必要な化学反応の大部分は水中で行われています。ヒトの体は水さえあれば1ヵ月近く生きることができますが、水がなければ2〜3日で死亡してしまいます。

　体内水分量は年齢や性別によって個人差がありますが、体重の約60%を占めています[1]。一般的に男性よりも除脂肪量が少ないとされる女性の体水分量は、男性よりも少ない傾向にあります[2]。また、新生児は体重の約75%が水分ですが、高齢者では約50%程度まで低下します[2]。

　体内の水は細胞内液と細胞外液に分けられ、約2/3が細胞内液、約1/3が細胞外液となっています。さらに細胞外液は約1/4が血管内、約3/4が間質（血管外）に分布しています。体重60kgの成人の場合には、体液量は36L（体重の約60%）となり、24Lが細胞内液で残りの12Lが細胞外液になります（**図1**）[1, 3]。12Lの細胞外液のうち、血管内の血漿は3Lで、間質液は9L存在することになります。

水摂取の目安量・必要量

必要量

　各栄養素は「日本人の食事摂取基準（2020年版）」[4]によって摂取量が決められていますが、水に関しては基準値が設定されていないため、1日の水分の出入りから摂取量の目安を考えることになります。水の必要量を算出するためには、出納法と水の代謝回転速度を測定する方法が知られており、これらの方法を用いた欧米の研究結果では、水の必要量は生活活動レベルが低い集団で2.3〜2.5L/日程度、生活活動レベルが高い集団で3.3〜3.5L/日程度と推定されています[5]。しかしながら、その必要量を性・年齢・身体活動レベル別に算出するためのエビデンスは十分にととのっていない

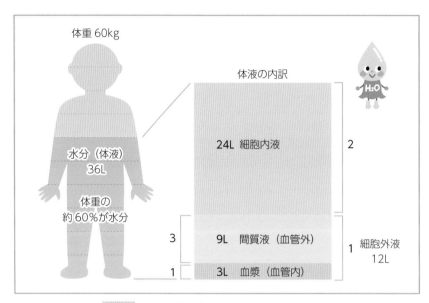

図1 **ヒトの体液分布**（文献1、3を参考に作成）

ので、欧米では水の摂取量については目安量が設定されています。日本においては、日本人を対象とした信頼度の高い研究は乏しいことから、目安量を策定するには至っていません。「日本人の食事摂取基準（2020年版）」[4]において水は「参考」として記述されるに留まっており、エビデンスの蓄積がすすむことが今後求められています。

水の代謝回転

　体における水分の出入りである水の代謝回転は、体格や環境、ライフスタイルなどの各種要因の影響を大きく受けます。近年では、安定同位体比質量分析計を用いた世界23ヵ国（5,604名）を対象とした研究が実施され、影響を与える因子を考慮した水の代謝回転の予測式が構築されました（**表1**）[6, 7]。この予測式は世界中の地域で利用でき、その日の平均気温や湿度がわかれば、その人の体から1日に失われるであろう水分量を予測できると報告されています[6]。多様な環境下での脱水や熱中症の予防、また疾患による障害予防のための水分摂取量の目安が今後明らかになっていくことが期待されています。

表1 水の代謝回転の予測式 （文献6、7より引用）

水の代謝回転（mL/日）＝
　　[1,076 × 身体活動レベル] + [14.34 × 体重（kg）] + [374.9 × 性]
　　+ [5.823 × 1日の平均湿度（%）] + [1,070 × アスリート] + [104.6 × 人間開発指数（HDI）]
　　+ [0.4726 × 標高（m）] − [0.3529 × 年齢（歳）の2乗] + [24.78 × 年齢（歳）]
　　+ [1.865 × 平均気温（℃）の2乗] − [19.66 × 平均気温（℃）] − 713.1

身体活動レベル：坐位中心の場合1.5、平均的な場合1.75、高い場合2.0
性：女性0、男性1
アスリート：非アスリート0、アスリート1
人間開発指数（HDI）：先進国0、中間的な国1、発展途上国2

表2 水の体内での役割

- **栄養素や代謝産物の体内での輸送を助ける**：水は栄養素やその代謝産物を溶かすことにより、それぞれの必要な生体内の各場所への移動を助ける。
- **代謝反応の場を形成する**：栄養素は、生体内で化学反応により代謝される。この代謝反応の多くが水中で行われるため、水は代謝反応の場を形成するのに必要不可欠である。
- **体内の老廃物の排出を助ける**：生体内で産生された多くの老廃物は水溶性物質であり、大部分は尿として体内から排出される。
- **体温調節に関与する**：水の気化熱を利用して、発汗や不感蒸泄による体温調節を行う。水は熱伝導率が高いため、体内の熱をすばやく拡散することができる。また、血液中の水は体内の温度を一定に保つために重要である。
- **潤滑剤としてはたらく**：腸管内に存在する水は食物の移動をスムーズにする。また、関節腔内にある水は関節内の摩擦を減らし、関節をスムーズに動かす。

水の代謝と体内での役割

体内での役割

　　水は特徴的な物理的・生理学的性質により、体内でさまざまな機能をもっています（**表2**）。

体内での代謝

　　体内に取り込まれて利用される水と体外へ排出される水は、通常は量的にほぼ等しいとされています（**図2**）[3]。

水の摂取

　　ヒトが体内で利用する水は、「摂取される水」と、体内で栄養素がエネルギーになるときに生成される「代謝水」の2つからなります。口から飲む飲料水と食物中に含ま

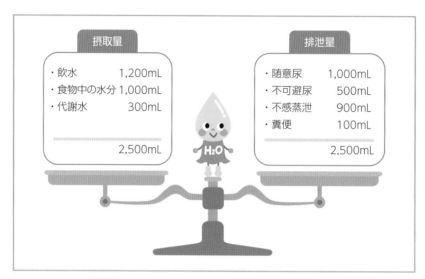

図2 成人の1日の水分出納 （文献3を参考に作成）

摂取量		排泄量	
・飲水	1,200mL	・随意尿	1,000mL
・食物中の水分	1,000mL	・不可避尿	500mL
・代謝水	300mL	・不感蒸泄	900mL
		・糞便	100mL
	2,500mL		2,500mL

れる水をあわせて、成人では1日に約2,200mL摂取しています。実際に日本における成人（30〜76歳）の習慣的な水摂取量を調べた研究では、平均摂取量は男性2,423mL/日、女性2,037mL/日であったと報告されています[8]。また、欧米では口から摂取する水のうち約20〜30％が食物由来、約70〜80％が飲みもの由来であると報告[9]されていますが、日本では食物由来が約51％、飲みもの由来が約49％であったという報告[8]があり、食物由来からの摂取割合が欧米諸国とは異なっています。この理由としては、日本人が水分含有量がパンよりも高い米飯やめん類を多く摂取することがあげられます。

　さらにヒトは、体内で摂取した栄養素が代謝されるとエネルギーとともに代謝水が産生されます。代謝水は1日に約300mL程度です。炭水化物（糖質）は解糖系、たんぱく質は窒素代謝、脂質はβ酸化をそれぞれ経て、最終的にクエン酸回路で代謝されます。各栄養素は体内で呼吸によって取り込まれた酸素と結合してエネルギーを産生します。その過程で二酸化炭素と水が産生されます。各栄養素の代謝水の産生については図3に示します。

水の排泄

　体内に取り込まれた水は、尿や便、不感蒸泄を含めて1日あたり約2,500mL排泄さ

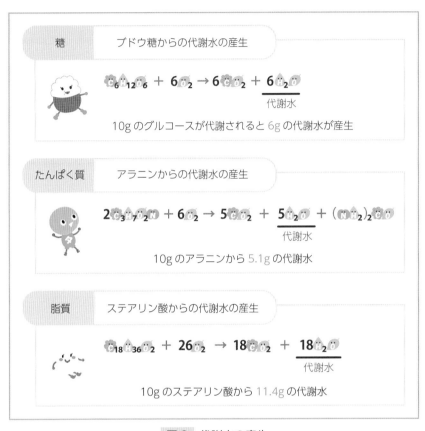

図3 代謝水の産生

糖　ブドウ糖からの代謝水の産生

$C_6H_{12}O_6 + 6O_2 \rightarrow 6CO_2 + \underline{6H_2O}$
代謝水

10g のグルコースが代謝されると 6g の代謝水が産生

たんぱく質　アラニンからの代謝水の産生

$2C_3H_7O_2N + 6O_2 \rightarrow 5CO_2 + \underline{5H_2O} + (NH_2)_2CO$
代謝水

10g のアラニンから 5.1g の代謝水

脂質　ステアリン酸からの代謝水の産生

$C_{18}H_{36}O_2 + 26O_2 \rightarrow 18CO_2 + \underline{18H_2O}$
代謝水

10g のステアリン酸から 11.4g の代謝水

れています。尿としての排泄がもっとも多く、1日約1,500mL です。このなかで500mL は老廃物を含む体内での代謝産物を排泄するために必要な尿量であり、「不可避尿」とよばれています。尿総量から不可避尿量を差し引いた約 1,000mL の尿は「随意尿」とよばれ、摂取した水分などによって量が変化します。さらに意思とは無関係に不感蒸泄として皮膚や呼吸から約 900mL が失われています。

　不感蒸泄と不可避尿はヒトが生きていくために不可欠な水の排泄であり、不可避尿と不感蒸泄を足した約 1,400mL はかならず体内に取り込まれなければなりません。

第5章　食物繊維・水

過剰・不足時の問題

過剰時の問題

　　体液が過剰となり、呼吸困難や下腿浮腫、体重増加、胸水、腹水などの症状が出る状態を「溢水」とよびます。溢水の原因としては、摂取水分量の過剰（飲水、食事量の増加）もしくは排泄量の減少（尿量の低下）があげられます。これらは健康な体であれば問題となりませんが、心不全や腎機能が低下した状態では溢水をひき起こしてしまいます。

　　また、摂取水分量が多いわけでも排泄量が少ないわけでもなく、体液が過剰となってしまう場合もあります。肝臓でのアルブミン産生が低下したり、腎臓でアルブミンの再吸収ができなくなると、血管内のアルブミン濃度が低下します。血管内と間質液の膠質浸透圧のバランスを保つために、血管内から間質に水分が移動してしまうので、腎臓は尿量を減らして血管内の水分を保とうとします。その結果、組織・血管内ともに溢水状態となります。

不足時の問題

　　健康の維持に必要な体液量が不足している状態が「脱水」です。体内から水分が1％失われるとのどの渇きを感じ、2％失われるとめまいや吐き気、食欲減退などがみられます。さらに、10〜12％の水分損失で筋痙攣や失神が出現し、20％近くの水分損失で

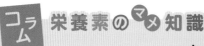

水の硬度

　　水道水の水質管理には27項目の目標設定があり、「カルシウム・マグネシウムなど（硬度）」は10mg/L以上100mg/L以下とされています[10]。硬度は、水に含まれるカルシウムおよびマグネシウムの量をこれに対応する炭酸カルシウムに換算して、硬度＝［カルシウム（mg/L）× 2.5］＋［マグネシウム（mg/L）× 4.1］で表したものです。日本の水道水は硬度が低い軟水が多く、だしのうま味をひき出しやすく、うすめの味つけに適しています。カルスト台地や鍾乳洞のある地域では硬度が高い硬水が多いです。販売されている同じミネラルウォーターでも、採水地が異なると硬度が異なります。

生命維持が困難になるとされています。脱水は熱中症、脳梗塞、心筋梗塞などのリスク因子にもなります。とくに高齢者では、のどの渇きを感じにくい、トイレが近くなるなどの理由で水分摂取を控えてしまう人がいるため注意が必要です[11]。

　また、体が一度に吸収できる水分量は200〜250mLといわれています。ヒトの体内からは、不感蒸泄によって無意識のうちに水分が失われているため、脱水による健康障害の予防にはこまめな水分補給が効果的です[11]。

引用・参考文献

1）Kleiner, SM. Water : An essential but overlooked nutrient. J. Am. Diet. Assoc. 99（2）, 1999, 200-6.
2）高橋章. "水の代謝". エッセンシャル 基礎栄養学. 中屋豊ほか編. 東京, 医歯薬出版, 2005, 137-40.
3）吉田洋輔ほか. "水・電解質・酸塩基平衡のキホン". 水・電解質・酸塩基平衡イラスト解説BOOK：キホンを知る 症例に学ぶ. ニュートリションケア2019年秋季増刊. 菅野義彦編. 大阪, メディカ出版, 2019, 12-81.
4）厚生労働省.「日本人の食事摂取基準（2020年版）」策定検討会報告書.（https://www.mhlw.go.jp/stf/newpage_08517.html, 2023年9月閲覧）.
5）Sawka, MN. et al. Human water needs. Nutr. Rev. 63（6 Pt 2）, 2005, S30-9.
6）Yamada, Y. et al. International Atomic Energy Agency（IAEA）Doubly Labeled Water（DLW）Database Consortium. Variation in human water turnover associated with environmental and lifestyle factors. Science. 378（6622）, 2022, 909-15.
7）山田陽介. スポーツ・身体活動と水摂取：夏場の脱水を予防するために. 臨床栄養. 143（1）, 2023, 60-5.
8）Tani, Y. et al. The influence of season and air temperature on water intake by food groups in a sample of free-living Japanese adults. Eur. J. Clin. Nutr. 69（8）, 2015, 907-13.
9）Jéquier, E. et al. Water as an essential nutrient : The physiological basis of hydration. Eur. J. Clin. Nutr. 64（2）, 2010, 115-23.
10）厚生労働省. 水質基準項目と基準値（51項目）：水質管理目標設定項目と目標値（27項目）.（https://www.mhlw.go.jp/stf/seisakunitsuite/bunya/topics/bukyoku/kenkou/suido/kijun/kijunchi.html, 2023年9月閲覧）.
11）厚生労働省.「健康のため水を飲もう」推進運動.（https://www.mhlw.go.jp/stf/seisakunitsuite/bunya/topics/bukyoku/kenkou/suido/nomou/index.html#link., 2023年9月閲覧）.

第5章 食物繊維・水

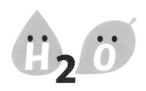

索引

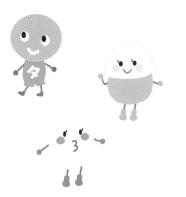

★増刊への感想・提案

　このたびは本増刊をご購読いただき、まことにありがとうございました。編集室では今後も、より皆さまのお役に立てる増刊の刊行を目指してまいります。つきましては本書に関するご感想・ご提案などがございましたら、当編集室までお寄せください。また、掲載内容につきましてのご質問などがございましたらお問い合わせください。

★連絡先

〒 532-8588　大阪市淀川区宮原 3-4-30 ニッセイ新大阪ビル 16F
株式会社メディカ出版「ニュートリションケア編集室」
E-mail：nutrition@medica.co.jp

The Japanese Journal of Nutrition Care　ニュートリションケア 2023 年冬季増刊（通巻 211 号）

イラストで楽しくまなぶ 転ばぬ先の生化学
栄養治療に役立つ！ 栄養素のはたらきがわかる！

2023 年 12 月 30 日発行	編　著	北島 幸枝
	発 行 人	長谷川 翔
	編集担当	西川雅子・富園千夏・高坂美波
	編集協力	吉井有美・加藤明子
	組　版	稲田みゆき
	発 行 所	株式会社メディカ出版
		〒 532-8588　大阪市淀川区宮原 3-4-30
		ニッセイ新大阪ビル 16F
		編集　　　　　　電話：06-6398-5048
		お客様センター　電話：0120-276-115
		E-mail　nutrition@medica.co.jp
		URL　https://www.medica.co.jp/
	広告窓口	総広告代理店（株）メディカ・アド 電話：03-5776-1853
	デザイン	松橋洋子
	イラスト	中村恵子
定価（本体 2,800 円＋税）	印刷製本	株式会社シナノ パブリッシング プレス

ISBN978-4-8404-8107-6　　　　　　　　　乱丁・落丁がありましたら、お取り替えいたします。
無断転載を禁ず。
Printed and bound in Japan